皇宫医疗那些事儿

《紫禁城》杂志编辑部　编

故宫出版社

图书在版编目（CIP）数据

皇宫医疗那些事儿／《紫禁城》杂志编辑部编 . — 北京：
故宫出版社 , 2014.11
（尚书房）
ISBN 978-7-5134-0668-0

Ⅰ . ① 皇… Ⅱ . ① 紫… Ⅲ . ① 宫廷—中国医药学—医学
史 Ⅳ . ① R-092

中国版本图书馆 CIP 数据核字（2014）第 230870 号

皇宫医疗那些事儿

出 版 人：王亚民

编　　者：《紫禁城》杂志编辑部

责任编辑：刘　茵　刘　晴

装帧设计：王　梓　廖晓婧

出版发行：故宫出版社

　　　　　地址：北京市东城区景山前街4号　邮编：100009
　　　　　电话：010-85007808　010-85007816　传真：010-65129479
　　　　　网址：www.culturefc.cn
　　　　　邮箱：ggcb@culturefc.cn

制版印刷：北京方嘉彩色印刷有限责任公司

开　　本：787毫米×1092毫米　1/16

印　　张：13.25

版　　次：2014年11月第1版
　　　　　2014年11月第1次印刷

印　　数：1～3000册

书　　号：ISBN 978-7-5134-0668-0

定　　价：60.00元

目　录

神圣岂能在

从宫廷到社会 006

解析宫廷医药空间 015

抉择 1902 028

清代宫廷的太医值房和寿药房藏书 038

调方最近情

皇室病案中的"宫闱秘事" 052

慈禧之美 060

慈禧太后的香肥皂 068

福寿延于御膳中 082

存诚慎药性

紫禁城中的杏林光华 100

从一张"龟龄集"仿单看"御用圣药"的流变轨迹 131

人参"博物学" 140

仁术尽平生

御医养成计划 154

从庙堂到江湖 165

天花与清人日常生活 177

七世达赖喇嘛相关医案研究 191

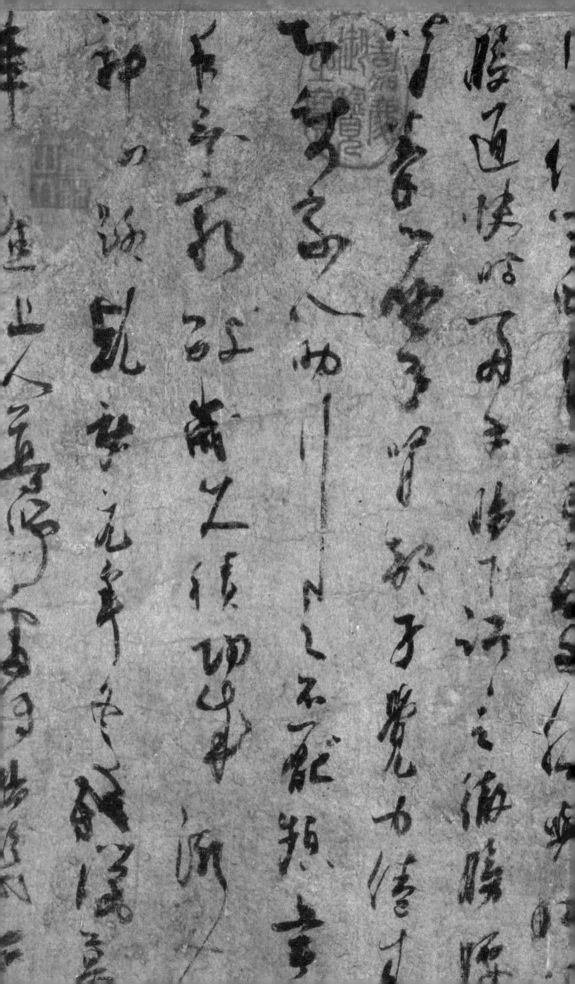

神圣岂能在

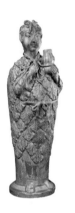

　　宫廷医疗因其名医辐辏、良药荟萃、设施完善，历来被奉为正统，代表当时医学最高水平。《难经·神圣工巧》曰："望而知之谓之'神'，闻而知之谓之'圣'，问而知之谓之'工'，切脉而知之谓之'巧'。"近乎神技的医术难以言说，不妨以宫廷医学为门径，尽览其中岐黄之道。

从宫廷到社会

——国家医疗卫生的近代演变

余新忠

医疗事业自古即为民生大事。
纵览传统中国医疗与医政的传承与变迁，
可发现民众生命和健康愈发受到重视，
亦可窥见国家权力的扩张
和医疗卫生背后的政治和文化。

1821 年，是清宣宗道光皇帝改元的第一年，这一年入夏后，传入中国不久的真性霍乱第一次开始在全国范围内大面积地肆虐，并很快波及到京师，"七月望后，京中大疫，日死者以千百数。"[1] 这一严重的状况很快引起了道光的关注，七月二十六日（8 月 23 日），他就此发出上谕：

> 朕闻京城内外，时疫传染，贫民不能自备药剂，多有仓猝病毙者，其或无力买棺殓埋，情殊可悯。着步军统领衙门、顺天府、五城，俱选良方，修和药饵，分局施散，广为救治。……俟疫气全消之日停止，分别报销[2]。

对这一严重的疫情，这位新皇帝颇为重视，不仅数次作出指示，还不吝费用。据当时著名的医生王清任记载，在这次救疗中，"国家发帑施棺，月余之间，费数十万金"[3]。

1　昭梿：《啸亭杂录·续录》卷 4，第 497 页，中华书局，1980 年，
2　《宣宗实录》卷二一，见《清实录》，第 33 册，第 389 ～ 390 页，中华书局，1985 年。
3　王清任著，李占永、岳雪莲校注：《医林改错》卷下《瘟毒吐泻转筋说》，李占永、岳雪莲校注，第 41 页，中国中医药出版社，1995 年。

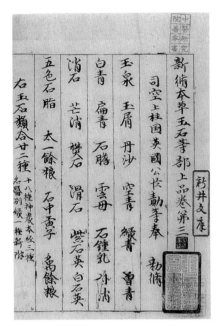

《新修本草》书影

清光绪十五年（1899年）德清傅氏影刻唐卷子本。《新修本草》又称《唐本草》，是世界上最早由国家颁布的药典，由唐政府列入太医署医药学生必修课目。

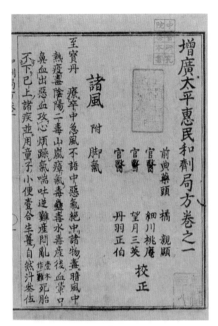

《太平惠民和剂局方》书影

北宋元丰年间（1078年～1085年）政府设有和剂局、惠民局，专司医药制剂及交易。至崇宁年间药局拟定制剂规范，称为《和剂局方》。此书盛行于宋元之间，反映了当时流行的用药用方习惯，以及我国宋代官药局的演变情况。

　　面对大疫，朝廷和地方官府采取措施开展救疗，这在今日看来，实乃理所当然，然而在传统社会，这样的救疗虽非绝无仅有的个案，但显然并非常态。在这次事件中，尽管瘟疫波及全国大部地区，且南方的疫情明显较京城为重，但朝廷的关注却仅限于京师，并未对地方的防疫做出什么裁示。应该说，当时的朝廷和地方官府是否对瘟疫做出应对，并无必然性，而要视政局和当事领导者的素养和关注点而定。造成这一现象的根本原因，在于传统社会，国家基本缺乏有关瘟疫救疗的制度性规定，既没有专门的人员、机构负责此事，也缺乏相应的经费支持。

　　当然，这不是说中国传统时期国家完全没有相关的医疗卫生机构和人员。实际上，早在先秦时代，国家就设有"医师"掌医之政令，并提供医疗服务。秦汉时期，国家设有最高医学长官"太医令"。隋唐时期，则出现了集行政管理、医学教育和医疗服务等职能为一体的医药机构"太医署"，并在各地设立医学。

而至宋代，国家医疗卫生机构更臻极盛，设有翰林院医管局，行使医政管理和医疗服务功能，并设立太医局，专门负责医学教育，中央和地方还设有惠民药局等救疗机构。宋以后，国家医疗机构的职能又重归于一，并改称"太医院"。明清时期，国家在医疗卫生领域的进取心有所退缩，但太医院的设置一仍其旧，地方医学和惠民药局至少在名义上也仍然保持。可见，从隋唐开始，国家就设有"太医院"之类的中央医疗卫生机构，并在地方也设立了医学这一以教育职能为主的机构，从宋代开始，还出现了具有日常治疗和救济功能的惠民药局。

表面上看，国家的医疗卫生机构颇为完善，但实际上，尽管不同的时代国家对医疗事业的重视程度不同，但整体上，这些机构服务的对象基本都是宫廷和官员，而地方医学，由于职位很少，且品级寒微，能为地方官府提供服务已属不易，更遑论服务社会了。即使是惠民药局，由于数量有限，经费投入不足，实际上惠及民间的服务也极为有限，特别是到了明清时代，基本已名存实亡。像"太医院"，除了国家医政管理，其医学教育的目的也不是为了社会，接受教育者出路基本都不是流向社会，而是入职太医院，而医疗服务的对象除了宫廷人员外，有时也受皇帝派遣为某些官员和军队提供一定的服务，此外，偶尔也会在灾异之年受命为病疫民众提供救疗。比如康熙十九年（1860年）六月，饥民大量滞留京城，圣祖除命粥厂施粥外，还"遣太医官三十员分治饥民疾疫"[1]。但这并不常见，而且仅局限于京师。

因此，可以说，传统时期的国家医疗卫生机构，只是一个宫廷内的机构，基本与民间社会无关。实际上，当时国家对民间社会的医疗问题，也基本是放任不管的，对于医生的执业门槛、行业规范和医疗资源的配置等等，均未做出制度上的规定，当时民间社会的医疗，基本是依靠市场机制来运

---

1 赵尔巽等：《清史稿》卷六《圣祖本纪一》，第2、3页，中华书局，1977年。

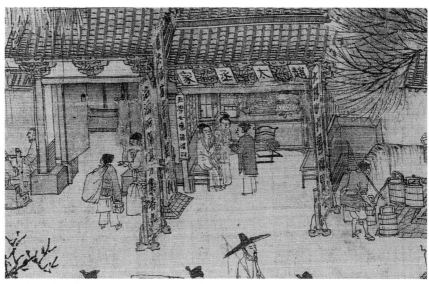

故宫博物院所藏之《清明上河图》局部
"赵太丞家"，就是医生兼营药店。其门前所立高大的市招云："治酒所伤真方集香丸"，"大理中丸医肠胃冷"，可见宋代都城医药分科之细致和医生的经营活动。

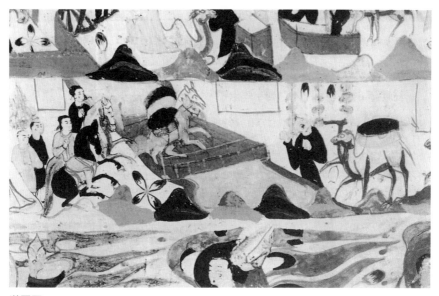

送医图 北周 采自敦煌莫高窟二九六窟
我国古代医学家多个体开业行医，病者请求出诊几乎无不应邀前往诊视。该壁画反映了医生被邀前往病家送医药的情景。

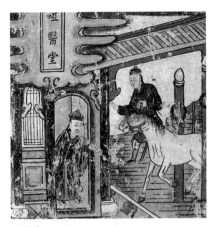

哑医堂
出自河北蔚县关帝庙壁画《百工图》

作和调节。

国家缺乏对社会医疗卫生事务的介入和管理，并非是中国独有的现象，西方，在近代之前情形也大抵如此。只不过，自十八世纪中叶以降，随着近代公共卫生体系的逐步建立，这种情况才得到根本的改观。而在东亚世界，一个世纪以后，随着西方文明影响的日渐加深，也开始对此有所了解。最早开始学习西方近代卫生机制的是明治时期的日本，1871 年，医学世家出身的长与专斋作为岩仓具视使节团成员之一赴欧美考察，在考察过程中，英美特别是德国的卫生制度引起了他的关注和思考，他开始认识到"负责国民一般健康保护"这一全新的事业的重要性，遂回国开始着手创立日本的卫生行政制度[1]。在中央和地方设立卫生行政机构，致力于创建面向社会的医学教育、医疗服务和卫生防疫等方面机构和设施，并对其进行管理。

与此同时，在西方医学传教士的引介、清政府外派使节的观察思考以及租界卫生实践等多重因素的影响下，西方的近代卫生观念和机制也开始引起了中国社会的关注。而中日甲午战争的失利，一方面使中国社会不得不对日本开始刮目相看，进而逐渐形成一股留学东洋、学习东洋的风潮，卫生行政作为日本明治维新以来的新政的一部分，自然也引起了国人极大的注目；另一方面，当时日趋深重的民族危机，也让越来越多有识之士开始纷纷探究拯救民族危亡之路，并逐渐认识到，卫生不良，身体病弱乃是中国"贫弱"的重要根源。于是，不少精英人士开始纷纷

1　長与専斎"松香私志"，小船鼎三、酒井シヅ校注'松本順自伝・長与専斎自伝'，東京：平凡社，1980 年，第 133 ~ 139 頁。另可参阅小野芳朗'清潔の近代"衛生唱歌"から"抗菌グッズ"'，第 98 ~ 105 頁。

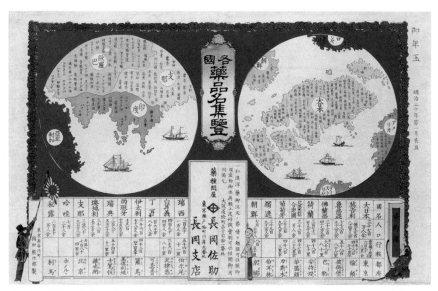

日本明治时期所绘之"各国药品名集鉴"

抨击国人的不讲卫生，并要求学习西方和日本，讲究卫生之道，建立相应的国家卫生制度，并将此视为"强国保种"的要务。在此背景下，清政府在清末新政的推行中，主要借鉴日本的"成功经验"，于光绪三十一年（1905 年）成立了中央卫生行政机构——巡警部警保司下的卫生科，次年，巡警部改为民政部，卫生科亦升格为卫生司。"掌核办理防疫卫生、检查医药、设置病院各事"[1]。

与日本由中央政府制定卫生行政法规，然后推行全国的模式颇为不同，清代包括清洁事务在内的卫生行政基本从地方出发，各自为政发展起来的，在光绪三十一年确定国家卫生行政以前，一些与地方官府密切相关的医疗卫生机构，已在上海、天津等口岸城市出现，比如，在上海，借鉴租界的经验，至少从 1880 年代开始，华界也设立专司垃圾清运的"垃圾局"或"清洁局"[2]。又如，光绪六年（1880 年），时任直隶总督的李鸿章资助伦敦

1　刘锦藻：《清朝续文献通考》卷一百十九《职官五》，第 8790 ～ 8791 页，浙江古籍出版社，1988 年。

2　参阅余新忠：《防疫·卫生·身体控制——晚清清洁观念和行为的演变》，黄兴涛主编：《新史学》第 3 卷，中华书局，2009 年。

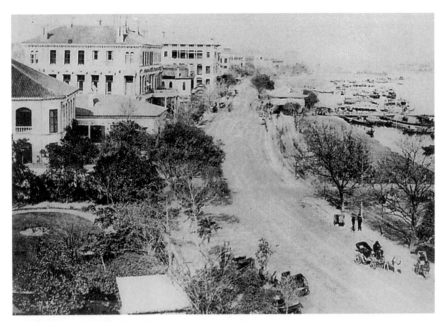

十九世纪八十年代的上海旧照

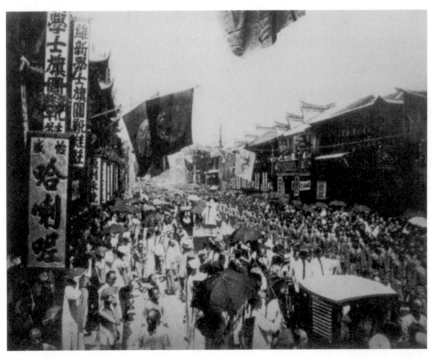

清末上海街区

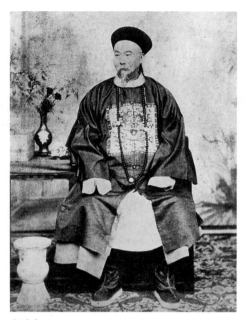

李鸿章

会传教士马根济（John Kenneth Mackenzie）创立了具有部分官办性质的
"总督医院"（又称施医院），一年后又在此基础上设立了官办的医学教育机
构——"施医院医学馆"，并进而在 1888 年马根济去世后，建立了官府独立
举办的"天津储药施医总医院"[1]。不仅如此，天津更在光绪二十八年（1902 年）
创立第一个官办的卫生机构——天津卫生局。这些在地方设立的医疗卫生机
构，不仅具有官办性质，同时针对和服务的对象也是面向社会。而另一方面，
国家卫生行政制度即使已颁行，亦未能被全面的贯彻，在相当多的地方不过
是一纸具文而已，推行状况具有明显的不平衡性。不过，若就条规乃至理念
而言，至清末，已经相当系统、细致而成熟。不管怎样，医疗卫生制度近代
演变的大幕已经拉开，不仅民众的健康已经被视为关乎民族兴亡、官方有必
要介入和干预的国家大事，而且国家也开始追随西方和日本的步伐，开始不

1　参阅余新忠、杨璐玮：《马根济与近代天津医疗事业考论——兼谈"马大夫"与李中
堂"兴医"的诉求歧异与相处之道》，《社会科学辑刊》2012 年第 3 期。

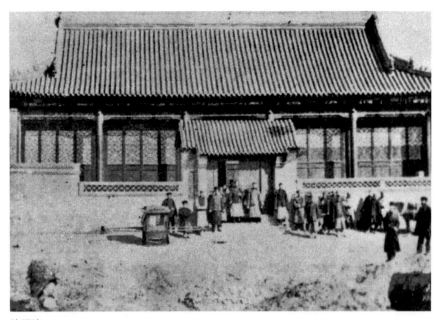

施医院

断创设主要面向社会的医疗服务和医学教育机构。

从此，原本"养在深闺"的国家医疗卫生越出宫墙，走向了社会。在国际局势和潮流的影响下，在近代民族耻辱的激发下，在"强国保种"的追求中，在建设新型现代国家的愿望中，国家的医疗卫生事业一发而不可收，以"现代化"的名义，走上了持续而不断发展的道路。从此，个人的健康不再只是个人的生物性事件，同时也成了政治和公共事务。从中展现的，不仅是国家和社会对民众生命和健康的日益关注，还有国家权力的扩张和医疗卫生背后的政治和文化。

解析宫廷医药空间
——明清医疗机构与医药设施

恽丽梅

医疗关乎皇室安康、国祚绵延、万民生息。
来到医政的颁行地，还原医事的发生现场，即使是遥想，
也是在真实基础上的回望……

我国医学历史悠久，甲骨文中已有多种疾病记载，在《周礼》中已有医师、疾病、医等的记载，说明宫廷中已有专人司医事。此后历代宫廷都有司医的专门机构。"太医院"一词出自金代，元朝时也有专署，明朝设立了太医院，清代承明制，又有所革新和超越。紫禁城中的医疗机构与医药设施，不仅关乎国家医疗卫生事务的管理，亦对皇室成员的身体健康、医疗保健起着重要作用。

营建与完善

明代的医疗机构是医学提举司，设于朱元璋称吴王时的元代至正二十四年（1364 年），设有提举（正五品）、同提举（正六品）、副提举（正七品）、医学教授（正九品）、学正、官医、提领（俱为九品）等职。两年后，更名为太医监，吴元年（1367 年）改太医监为太医院，设院使（正三品）、同知（正四品）、院判（正五品）、典簿（正七品）等官[1]。太医院正常

---

[1] 陈可冀、李春生主编：《中国官廷医学》上卷，第 365 页，中国青年出版社，2003 年。

运转大约始于洪武元年（1368 年）以后，有关文物记载也逐渐增多。

太医院的主要职责是诊视疾病，修合药饵。洪武十四年（1381 年），定为五品衙门，归礼部所管，设太医院令一人、丞相一人。在名义上，太医院是全国最高的医药行政与管理机构，但其职能重在为帝王及皇室的医疗服务，限于"王宫以内"。"王宫以外"之事似乎成为其附属，其职能多由地方医疗机构来承担。它对于宫廷内的其他医疗机构不负有统一领导的任务，只是在培养宫廷医生、委派御医、医士，以及对医生的选拔等方面具有建议和协调权[1]。

与太医院相关的机构有御药房、东宫典药局、内廷安乐堂、月子房等。

明朝建立后始建尚药局，洪武六年（1373 年）改为御药局，嘉靖十五年（1536 年）改御药局为御药房。在文华殿后建圣济殿，圣济殿为供奉三皇历代名医及御用药饵之处，以祀先医（清乾隆三十九年在此建文渊阁，现圣济殿无存）。圣济殿殿后为御药库。御药房一般秩为六品，设有尚奉御、直长、御医、药童等吏目。其主要任务，一是收贮药材，辨别品种产地优劣，并进行炮炙加工。在明代凡岁办药材都在出产地方派纳，每年各地解于御药房之药材都很多。凡解纳来的药材都贮藏在太医院生药库。二是负责御用药饵的制造、供奉。当皇帝有病时，御药房要专门委派医官会同内臣在局选药，连名封记药剂，并具本开写药性和证治法。煎药时，由太医院与内臣监视；煎成后，由御医和内臣先尝，然后进御。同时，记明日期与病因。明代御药房是直接管理药物的机构。

《明会典》记载，御药房系要害部门，每日须由太医院院使、院判、御医，分两班轮值，负责收受四方进贡及储蓄上用药品，并准备随时诊视和修制御用药饵。凡帝王染疾，无分大小轻重，规定应由太医院官诊视御脉，御医参看校同。明代御药房的特点是：内廷医药机构的首席长官由内侍内臣即太监担任，太医院院使不能充当，御医虽然是诊治疾病的主要人物，却只有极尽合药、医治之责。明代对帝王大小疾病的诊治过程皆记录在案，

---

1 陈可冀、李春生主编：《中国宫廷医学》上卷第 365 页，中国青年出版社，2003 年。

凡轮值供事者、诊事者、处方者、调制药饵者、试尝药物者都在"历簿"上详列无误，且由"中书省印合缝"作为凭据稽考。太医院对御药房的管理，通过选派太医院御医兼任御药房提督太监等职的形式实现，还通过御医兼职或由太医院提名委派医官任职，制约典药局、安乐堂等机构。

典药局是明代为东宫皇太子医疗保健服务的专门机构。它始建于洪武二年（1369 年）八月，设有"郎一人、丞二人、内使十人"，另有司药、典药等医官；典药局郎秩正五品，丞从五品，官阶与太医院同列。东宫典药局"掌同御医修合药饵，供进汤药之事"。该局医官皆由太医院推举医士经吏部审选而定，负责派遣名医为皇太子诊视、合药等治疗和预防。

安乐堂则分为两种，一是内安乐堂，系专供内廷嫔妃治病养病的处所；二是安乐堂，专为宫内太监治病所设。"安乐堂设医官三员，医士三十名"[1]，据《酌中志》载，其任务"凡宫人病老或有罪，先发此处，待年久再发外之浣衣局。"可见，安乐堂不仅具备医疗功能，还是养老院，且兼作有罪之人的幽禁之地。据考，内安乐堂地处金鳌玉蝀桥西，羊房夹道内。安乐堂设在北安门里，有房官一名，掌司数十名。

作为内安乐堂和安乐堂的补充，明代宫廷还设立了月子房、浣衣局、净乐房。月子房专供宫内孕妇生产，配有三婆，奶婆、医婆、稳婆，即奶妈、通方剂之妇、接生婆，多达数十人。浣衣局是宫女们的终老之处。净乐房由内官数人管理，是专备宫女、内官中无亲属者死后焚化的处所。

除此之外，明代还有王府良医所，是为分封到各地的藩王服务的医疗保健机构。明初曾分封藩王二十四人，洪武四年规定，良医所配置良医正一人、正八品，良医副一人、从八品；另有良医、寿官若干，自良医以下俱授文职，对于设在京师的亲王府邸，皆设司药二人。王府良医所必备药材、药品的供给与典药局相同，临时急需之药品须请御医会诊，皆应传报，并经太医院调拨。而明代京军中的医官、医士，亦皆由太医院统一派遣。对各地卫所的军医编制，规定由太医院选派一至二名医士担任，任务相当于军队中的司药、军医和兽

1　[明] 李东阳等敕撰：《明会典》，江苏广陵刻印社，1989 年。

医，专门协助医务工作。所需药材或成药均由国家免费供应，太医院的生药库与惠民局，实际上负有统一领导，或直接调配的责任。

综上所述，明代太医院的建制及其完善，经历了从医学提举司、太医监、太医院的不同时期，直至洪武二十二年（1389 年）才正式颁布太医院的机构建制，正五品衙门的认定，给予太医院在名分上与其他政权机构属同等重要，也反映出太医院须在礼部和吏部的辖制下执行其职能的艰难[1]。值得说明的是，明代基于其两京制度，在北京、南京均设太医院。北京太医院握有统一协调的支配权和领导权，南京太医院无法与之相提并论。

传承与超越

顺治元年（1644 年），清宫设立太医院以掌医疗之事，沿用明太医院旧址。清代太医院在正阳门内以东之东交民巷内（现东交民巷路北东侧）。《乾隆京城全图》局部标明，太医院衙门位于正阳门之北，大清门之东，西邻礼部衙门，在今国家博物馆与正义路之间。太医院自明永乐年间建成，至光绪二十六年（1900 年），历经四百余年风雨。《辛丑条约》之后，太医院全部划为俄使馆，暂借东安门内大街御医白文寿住房为公所。光绪二十六年（1900 年）另建新署于地安门以东南向，西门厢对户部衙门。二十七年（1901 年）租赁东安门北池子街大悲观音院为公所，二十八年在地安门外（东南向）东皇城根兵仗局东，内务府抄产一区并附吉祥寺空地一段另建新署（即现地安门中学东）。清末，太医院设在前门东南角上。日伪时期被炸掉，改建邮局，现今北京市邮局[2]。

另外，太医院在紫禁城撷芳殿东侧有两座院，设有太医值房和御药库（位于撷芳殿东侧，座西向东，西有药王殿，前后三重，共房三十六间），太医值房位于撷芳殿东侧之北，太医院自院使至医生，以所业专科分班侍值。给事宫中者，为宫值；给事外廷者，为六值。宫值于各外班房侍值，六值于东

1　陈可冀、李春生主编：《中国宫廷医学》上卷，第 369 页，中国青年出版社，2003 年。
2　陈可冀、李春生主编：《中国宫廷医学》上卷，第 599 页，中国青年出版社，2003 年。

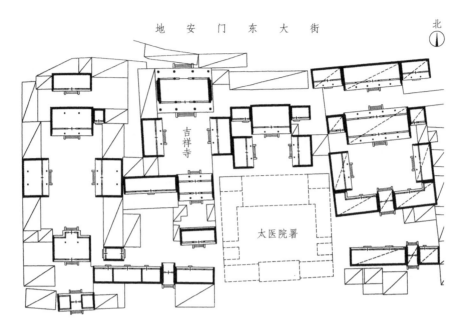

清末太医院平面图
见于《东华图志》，237 页，天津古籍出版社，2005 年。

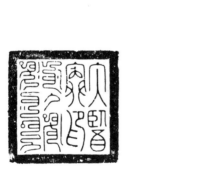

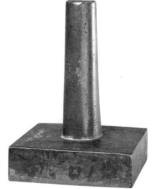

太医院印及印蜕
故宫博物院藏

药房侍值。另外，太医院在不同时期还有其它办公之所。皇帝出行或每年避暑，都要随侍左右。《太医院志》载："光绪十五年后圣驾时驻三海，太医院于西苑门口（紫禁城西南隅）南乞地一隅，官为建房一所，仅五六间，曰外值房"。

《太医院志》内页

太医院的人员设置时有变化。《清朝通志》卷二十六（职官六）记载：太医院院使汉一人、左右院判各汉一人，御医十五人，吏目三十人。《清朝通志》卷二十八（职官六）记载：自顺治元年初设御医十人，吏目三十人。预授吏目十人，医士二十人。十八年，省吏目二十人，并省预授吏目员额。康熙九年（1670年），复设吏目、预授吏目十人，十四年，省吏目十人。三十一年，增置医士二十人。雍正元年（1723年），复增吏目十人，改授预授吏目为吏目。七年，增置御医五人。八年，吏目改为八品、九品者各一五人，增置食粮医士三十人。院使之上有管院大臣，为管理太医院行政事物之官，由满族的贵族王大臣担任。《太医院志》载："国初（太医院）各官品级满汉间有不同，康熙九年改归划一"[1]。

太医院按医术分科，有"大方脉、小方脉、伤寒、妇人、疮疡、针灸、眼科、口齿，正骨、痘疹、咽喉十一科。嘉庆二年以痘疹并入小方脉，咽

---

1 任锡庚：《太医院志》，1923年石印本。

喉口齿为一科，并为九科"[1]。单士魁先生认为应是康熙年间并为九科[2]。嘉庆六年（1801年），将正骨划为上驷院医生管理。道光时，认为针灸"以针刺火灸，究非奉君之所宜"，因此"太医院针灸一科，著永远停止"，减剩七科。光绪时，又将伤寒、妇人科并入大方脉，使设置剩为五科。明初太医院分科为十三科，清初为十一科，至清末仅剩五科，虽然分科少了，但医疗力量加强了，水平也提高了。

太医院自院使以下，由"品端术精所负之责"医士以上的人员按所业专科，轮流侍值，主要为皇帝和后妃看病，分内值和外值。皇帝出巡各处，医官也要随侍值班，"京西圆明园为皇帝离宫，驻跸时医官随侍入直，园之东南地名一亩园，有太医院御赐公所一区，计东西二所。以西为三皇殿，东所为大堂，计房八十余间。大堂有院使李德宣匾曰'春台尺五'。光绪十八年（1892年），慈禧太后驻颐和园，太医院官随侍入直，在大宫门外建筑公所。避暑山庄为皇帝行宫，早年皇帝巡幸医官随扈，由本院筹款在行宫左近置有民房为公所。"[3]可见，每当皇帝浩浩荡荡出巡避暑山庄之时，将由特派的侍值官跟随皇帝左右，到达目的地后，在为他们准备好的公所内侍值。

太医院所属机构有：（一）医学馆，同治六年（1867年）设。每年春秋两次考试医士、恩粮肄业生等；六年一次大考。内廷侍值院使、院判、

延伸阅读

清代宫廷医疗经验之特色

维护宫廷利益	崇尚实效	辨证论治
师古而不泥古	法度谨严	广用经方
借重通腑治法	驱除积滞	推陈致新
征用温病时方	不期师古	承先启后
废除金石丹药	补益增寿	侧重调补
重视家常防病	清气化湿	消导通利
实践归经理论	应用引药	丰富多彩
运用代茶饮法	调治兼顾	因病制宜

——陈可冀《清宫医案研究》
（中医古籍出版社，1996年）

---

1 任锡庚：《太医院志》1923年，石印本。
2 单士魁：《清代太医院》。
3 任锡庚：《太医院志》，1923年石印本。

御医免考。（二）教习厅，由御医、吏目内择品学兼优者充补。学员为初进院医生及医官子弟，学习无年限，专为本院选补医官而设。（三）首领厅，负责验看初进太医院医生所具呈报，送堂官面试等工作，是太医院的行政机构。（四）生药库，初属礼部，顺治十六年（1659年）改归太医院管理，十七年题准，选派官一人兼摄库房，颁给印信，设库役十名[1]。为收贮每年各直省解纳至京的地道药材等，由礼部所管。凡有出入，均须申明礼部，即使是内药房取用药材，亦须开列清单，申明礼部，照单开库领取。遇有不足时，由太医院给价采买，年终由各省药材折色报销。交进的生药材由内药房之切造医生炮制。"太医院初有施舍药品之例，顺治间曾在景山东门外建药房施药，康熙间曾在五城地方设厂施药，以后均停"。

清代的太医院取消了典药局、安乐堂等医疗机构，军队、监狱的医官统一由太医院差派、考核、升降。此时的太医院，作为宫廷医生的行政管理结构，隶属于礼部，为内廷供医，或奉派给王公大臣、外藩、军营看病。同时，它也是医学教育机构，设有教习厅以课生员，对宫廷医学的继承和发展起到了重要作用。

清代统治者对炼丹之事采取禁革的态度，取消了自隋唐以来各期医学教育中均设置的祝由、书禁科，反对并且禁止医药以外的其他法术活动。道光二年（1822年）清廷颁旨，在太医院废止针灸科，这对针灸的发展，不能不说是巨大的障碍。

考索与辨析

太医院与御药房的关系

紫禁城医药设施有两个既关联又相对的机构，即太医院和御药房。清太医院是礼部之下"掌医之政令，率其属以供医事"的独立机构，主要负责皇室治病保健，还培养新的人才，除选拔人员要经过礼部外，都是独立

---

1 李鹏年等：《清代中央国家机关概述》，第 224 页，黑龙江人民出版社，1983 年。

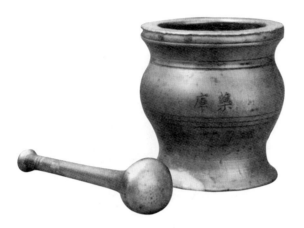

"御药房药库"款铜杵臼
故宫博物院藏

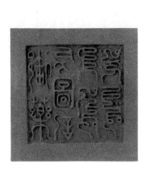

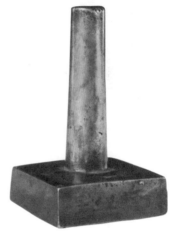

"御药房记图"印
故宫博物院藏

行使职权的。而御药房为皇家私有，归内务府所属。御药房是内廷采办、储存、配制药品和太医分班侍值的重要机构。两者是不同的机构，但互相依赖，相互依存。太医院御医给皇帝看病，需有御药房专职人员带领前往，御药房御医又是由太医院选派。如乾隆时院判为刘裕铎，是诊治痘疹的专家。道光初年，管理御药房事务总管内务府大臣为桂恩，署理御药房事务总管内务府大臣为阿灵阿，御药房进出药物，均由他们管理。清代太医院与御药房的关系在为帝后看病问题上是太医院开方，御药房抓药。二者各有职掌，各负其责，互相牵制。

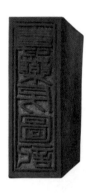

檀香木柱纽"寿药房图记"
故宫博物院藏

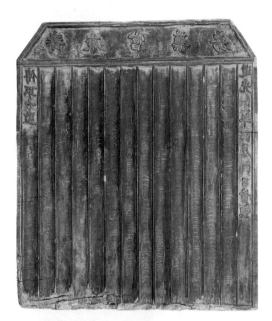

"寿康宫药房"字样木雕版
故宫博物院藏

寿药房的设置

道光时就有寿药房,"寿"为长寿之意,为后妃药房。在清末和逊清皇室服役的太监信修明说:"一个衙门(太医院),两处值班。皇帝(光绪)的御医值班在御药房。皇上后妃有病,皆传皇上的御医值日值夜的诊治,他们住在乾清宫的东廊下。太后的御医值班,住寿药房,寿药房在宁寿宫的西廊下,两边皆与主人的宫殿相距较远"[1]。另外,北五所也有寿药房,寿康宫也有寿药房,长春宫也有寿药房,这是因晚清后妃居住分散而设的小药房。

由于清代内廷机构庞大,人员众多,一个药房很难满足需求,所以在寿康宫、储秀宫、圆明园等处设药房,并各派两名内务府大臣分别管

1　信修明:《老太监的回忆》,北京燕山出版社,1992年。

理和署理药房事务。据《太医院志》载；东西药房有圆明园一亩园公所、颐和园公所、热河避暑山庄公所、乾清宫御药房、宁寿宫药房、寿康宫药房、寿安宫药房等处，这应在道光以后，因清晚期"奉旨把乾清宫御药、永和宫寿药房一并为一事改组，上（皇帝）派院使赵文魁综理一切，御医任锡庚、吏目杨世芬为经理，医士梁福思、朱曾煜、孙煜曾为班领，吏目何廷俊、苏施霖、医士白永祥为班员，督率切靠医生修合药料、烹调汤液，以供上用。"另在坤宁宫后端则门北屋也有太医值房，《清宫述闻》

链接

中国古代医院起源

元佑四年（1089年），苏轼在杭州"以私帑金五十两助官缗"建立了一所名为"安乐"的病坊。在苏州的宋朝石刻《平江图》中，有一古式房屋图样，上镂"医院"二字。宋人陈耆卿的《安养院记》载："安养院在州（苏州）钤厅后，旧名医院，宝庆中改今名。"这是在中国有实证可考的最早出现的"医院"名称。

中国在春秋战国时期出现医院萌芽。春秋初期齐国管仲在首都临淄创建了养病院，收容聋哑人、盲人、跛足等残废者集中疗养。据《汉书》记载，公元二年左右，黄河一带瘟疫流行，皇帝遂下令在地方建造房屋，里面放置药品并配医生，这是中国历史上第一批公立的临时医院。

在宋代医院中，以佛家世间有"三佛（福）田"之说而取名的"福田院"出现得较早，它是沿袭了唐代"矜孤恤贫，敬老养病"（《唐会要》）的做法，置于汴梁城四郊，用来收养老、疾、乞丐的官办慈善医院。北宋末年徽宗在位时，"诸城、砦、镇、市户及千以上有知监者"，全都有了为给贫病者医药而设立的"安济坊"之类的"慈善医院"（《宋史·食货志》），苏轼捐资的医院即属此类。

另外，由于寺院中既有能医病的佛教徒，又有一些药物，患者常去求治，路远的就暂时在寺院中住宿，有的寺院也渐渐开始收住病人，并具有了医院的某种功能。

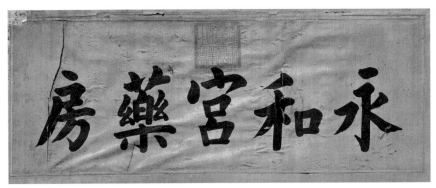

"永和宫药房"匾
故宫博物院藏

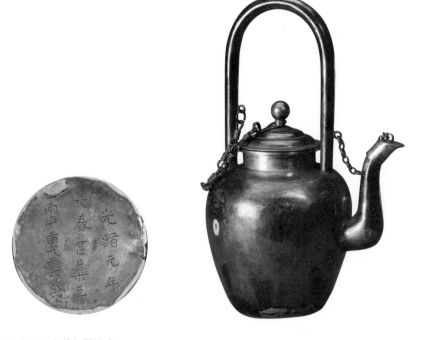

光绪长春宫药房款银提梁壶
故宫博物院藏

解释为国初负责后妃生育之事，笔者认为晚清此地也为药房，因为清末同治以后皇帝没有子女。而 1925 年，清史善后委员会在点查文物报告中，其仍然保留当时药房的记录。至今故宫库房中还有同治时"寿药房"款的药具。

现仍称为寿药房的有两处，即坤宁宫后端则门南屋及北五所西第二所，有人认为系乾隆时重修时设，嘉庆十四年还曾使用。笔者认为应是清晚期设，沿用到溥仪小朝廷时，至今医药库房内还收藏有当时寿药房陈设和使用的药柜、各种中成药、丸散膏丹，还有出巡使用的大药袋，各种制药、吃药及医疗工具。晚清的妃嫔状况较复杂，光绪时期皇后隆裕住钟粹宫，瑾妃住永和宫。这期间，宫内又有寿康宫药房、寿安宫药房。后来，端康皇贵妃（瑾妃）时还设立了永和宫药房，药房的的设立显然是随妃嫔居住地的变化而增减的。从以上论述我们可以看出，同治以后御药房的权力分散了，妃嫔居住情况与药房的服务是紧密相关的。因为各朝皇帝在位时寿药房有增有有增有减，所以没有固定数（紫禁城中部分医疗机构、医药设施方位参考本书第 93 页）。

抉择 1902
——北京霍乱中的清廷应对

曹丽娟

光绪二十八年，京城兵燹渐退，创伤未平。
一场霍乱突降，风雨飘摇中的清王朝虽已疲弱，却也一力振作。
应时而动的官医局对罹病贫民全面义诊，在遏制疫情后走向何方？
清廷对公共卫生危机的掌控能力究竟如何？
是年六月创刊的《大公报》及时跟进了事态的发展，
官方医疗与医政更多地进入公众视野，保留下的诸多资料，
引领今人重拾历史片段，走入百余年前的夏天……

人祸与天灾
——瘟疫侵袭京城

清末，北京作为首善之区，城市人口密集，居住环境恶化。由于城市卫生设施滞后，极易导致传染病的发生与流行。而且，庚子之变使得京城中死伤者众多，"士大夫之流离者数千家，兵民之死伤者数十万"[1]，大量尸体横陈街头无人清理，惨状甚烈。"京师自去岁以来，始则拳匪以仇教为名，无论莠良肆行戕害。继而土匪乘之，禁城之内，白刃交加，杀人如刈草，有时以枪炮轰击，药云弹雨，伤亡尤多。迄乎洋兵入京，凡凶悍匪徒竭力剿除，所杀尤不知凡几。……通衢大市骸骨纵横，一出都门，积尸蔽河，水为之赤。……京城自经乱后，积棺之多，不问可知，况当仓卒之中，大都以薄棺盛殓，缝开罅裂，臭秽难堪。甚有被戕之尸，无家属为之殓葬，弃郊野听其自然。断骼零骴，满目皆是，臭腐之气，上薄云霄，刺鼻刺心，何堪暂耐？"[2]

公共环境卫生的恶劣程度也十分惊人。"京师道路之污秽本甚于他处，

---

1 朱寿朋著：《光绪朝东华录》，第四册，光绪二十六年二月，第 4615 页，中华书局，1958 年。
2 《论京城预弭疫疠之法》，《申报》，1901-9-22。

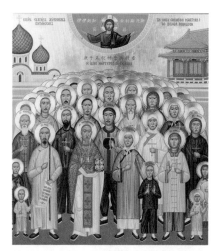

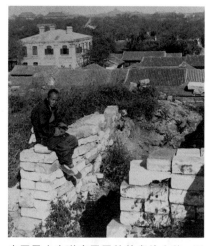

外国插画中的"庚子正教殉教者",即教廷追认的"殉道"中国教民

中国民众在弹痕累累的教堂外小憩,远处是紫禁城

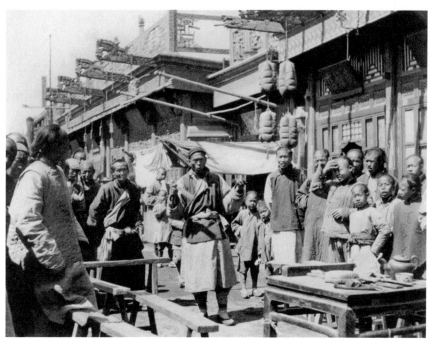

1900 年北京街景

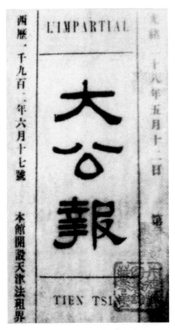

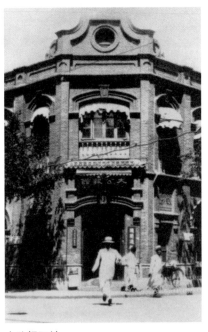

《大公报》创刊号　　　　　　　　　大公报旧址

一九〇二年六月十七日，在天津法租界首次出版。

轻风乍过，尘埃涨天；小雨初经，积潦没踝。兼之民间率无厕所，墙隅屋角，随处溲溺，行路往来，曾不为怪。以致秽气四塞，过者掩鼻不欲闻。"[1]再加上胡同无一沟渠，雨水、污水漫流，无人管理，再遇上连绵阴雨，其景况可想而知。

上述种种，无疑是京城防疫的重大隐患。1902年夏天，恰逢霍乱危害特别严重之年，以致死亡无数。"今春入夏以来，患霍乱痧症者各省皆有，其证较往年尤甚，每多朝发夕死，令人生畏。"[2]

霍乱作为一种古老的传染病，曾先后发生七次世界大流行，每次中国都不能幸免。第六次霍乱流行从1899年到1923年，中国、日本、朝鲜及菲律宾等疾病宿寄国家皆遭重创。

1902年的北京霍乱即属于大流行级别，始发于塘沽，著名的《大公

1　《论京城预弭疫疠之法》，《申报》，1901-9-22。
2　张曾志撰《用痧药宜先辨痧证说》，《大公报》，1902-8-19。

报》一直对疫情连续跟踪报道。6 月 18 日的《大公报》载，"津郡时疫流行，传染甚速"[1]。保定亦已发现霍乱，"近日省城染患时疫者为数甚众，因疫致命者亦时有所闻"[2]。天津、保定与北京咫尺之遥，两地的疫情，不能不引起清政府的警惕，考虑采取必要的措施。

京城第一例霍乱致死的噩耗很快传来。7 月 1 日，"北京恭亲王之仆染疫殒命，是为北京死于疫者之第一人"[3]。同时，疫情在京城其他地区也开始迅速蔓延："日来瘟疫一症，都门颇有传染，自东而西。数日前东便门及崇文门以东有之。昨日城内亦有暴毙之人。闻得病后下泻如白冻者，即不可救。察此病情又与津门所患者不同，留心民瘼者盍加察焉"[4]。霍乱愈演愈烈，以致"病发即毙，医药无及"[5]，其形势之严峻，"此次疫疬传染之广，经时之久，为历年所未有"[6]。

其时，京城医学界对于霍乱病因及其预防办法皆有了一定的认识。

西医认为："每年夏秋之交流行甚速，大率人烟稠密之城镇、湫隘潮热之庐舍传染最易。且男子患者必多于妇女，中年人必多于幼稚及老人。若不早为预备杜绝传染，一受其毒，危险立见"，并开列了如"灭微生物，以绝其源"、"远避染病之人及其人所使用之器物"、"慎饮食"、"保脾胃"、"衣服居寝宜洁净，尤须冷暖得宜"等预防办法，并认为"凡有心神不畅，身体无力，脾胃滞弱，或伤风受暑受凉诸微恙，若值此霍乱流行之时，最易转成是症。"[7]

中医则将"时疫流行，遍地皆染患"的原因，归结为"去冬入晴少雪，阳不潜藏，入春先暖后寒，郁湿挟温"[8]。

官府也在此时及时表明态度，介绍致病原因、详述防治办法，将其宣

---

1 《纪保卫医院》，《大公报》，1902-6-18。

2 《时疫流行》，《大公报》，1902-6-25。

3 《时事要闻》，《大公报》，1902-7-1。

4 《疫气北来》，《时事要闻》，《大公报》，1902-7-1。

5 《施药疗瘟》，《大公报》，1902-7-4。

6 《兵营患疫》，《大公报》，1902-8-15。

7 李荫斋（北京西医）撰《霍乱预防法》，《大公报》，1902-7-12 日。

8 《疫症杂说汇志》，《大公报》（附张），1902-7-31 日。

示于民众：

时疫流行，拟定防疫章程数条，俾商民一律遵守，关心民瘼，可谓至矣。其文曰：……肃亲王为出示晓谕事，照得时当炎夏，暑热郁蒸。近闻霍乱之症颇多，卫生最宜加慎，城内街道已合随时清理外，为此示，仰各店铺民人等一体知悉，务各将房屋院宇及门前等处，扫除洁净，以免秽浊酿疫。其各遵照后开各条办理……霍乱致病之由，因污秽不洁，或喜

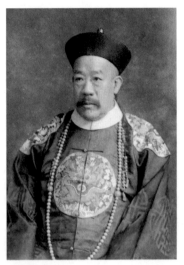

肃亲王善耆

食瓜果生冷所致。其生冷各物如冰水、生菜、生果等物，以显微镜窥测，皆有各种活虫。食者不察，最易受病。……大小局户每有泔水桶倾积各物，满则倾泼大门外，其间馊腐秽浊之气，不免触鼻受病，宜用火炽红炭或用石灰洒入桶中。秽浊之气易销，疾病自然不作。……如有染患时疫，凡病人寓房之内，无论其人之或愈或亡，所有吐泻沾染住家，须封糊紧密，用硫磺草药之物熏烧。至中厕秽浊之地，更以生石灰铺垫，不时打扫，务使清洁。以上办法果能各自照办，自有裨益[1]。

由上述可知，虽然当时的人们并不知霍乱的真正病因，但已经认识到要注意环境卫生、食品卫生及对染疫人员相关用品的消毒。

---

1 《京师防疫》，《申报》，1902-7-23。

"卫民生而迓天和"
——朝廷的筹谋

在古代中国，专制统治历来以政治层面为重，对民众的医药与健康事务缺少干预机制。从世界疾病谱来看，明末清初到清末，中国进入烈性疫病高发期，发病时间集中在夏秋之交。情势所逼，政府的职能也进行调整，即在每年夏秋之交，设立临时医局，天凉之后则关闭。遇到重大瘟疫时，更是动员国家力量，设立规模大于平年的临时医局。同时，还采取诸如选良方配药并施送、刊刻医书以及建醮祈禳等措施。也偶见朝廷直接采取防控措施。例如，康熙十九年（1680年）六月，康熙帝"遣太医官三十员分治饥民疾疫"[1]道光元年（1821年），京城发生大疫，道光帝颁布圣旨："朕闻京城内外，时疫传染，贫民不能自备药剂，多有仓猝病毙者，其或无力买棺殓埋，情殊可悯。着步军统领衙门、顺天府、五城，俱选良方，修和药饵，分局施散，广为救治。"另外，"国家发帑施棺，月余之间，费数十万金。"[2]

到了1902年的夏天，有识之士终于推进了未雨绸缪的努力。六月，给事中吴鸿甲奏请设立京师官医局。阴历五月十九日（即阳历六月二十四日），光绪皇帝颁布上谕："懿旨：给事中吴鸿甲奏请安插流氓，并设立医局一折。京师贫民众多，天气炎热，易染疾病，亟宜设法保全，随时医治。著加恩赏银一万两，交张百熙、陆润庠会同顺天府、五城御史妥议章程，认真兴办，以卫民生而迓天和。"[3]可见，官医局设立的目的，是为贫民服务，具有很强针对性，且并非在北京瘟疫爆发后被动设立，属于防微杜渐之举，有预防之含义。

政府同意设立京师官医局之奏请后，还下旨敦促："官医局拟设于大沙

1　《清史稿》卷六《圣祖本纪一》，第2、3页。

2　王清任著：《医林改错》卷下《瘟毒吐泻转筋说》，李占永、岳雪莲校注，中国中医药出版社，1995年。

3　朱寿朋著：《光绪朝东华录》，第5册，光绪二十八年五月，第4880页，中华书局，1958年。

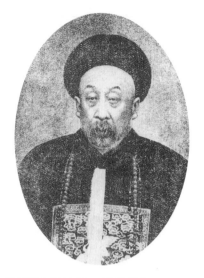

陆润庠（1841 年~ 1915 年）

字凤石，江苏元和人。同治十三年（1874 年）状元，授修撰。后擢侍读、内阁学士、工部侍郎、礼部侍郎、左都御史、工部尚书等职，其父乃名医陆懋修，曾入宫为光绪帝诊病

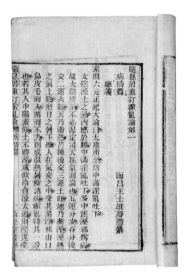

《随息居重订霍乱论》光绪年间刻本

土园，张冶秋尚书已商请曾在医学堂之某部郎相助经理。闻朝旨颇为催促。"[1] 随后，左都御史陆润庠被派为京师官医局总办，开始筹办建立医局。所有开办经费，除慈禧太后赐予的一万两之外，其余由有志之士义捐。七月九日，内、外城四处官医局同时开诊。"前奉旨命设施医局，兹始议定。设内城二处，外城二处。外城医局一在沙土园，一在长椿寺，均于初五日开局。每日由早八钟视病至十二钟"[2]。官医局没有病房，只有门诊。诊察投药，均为免费。

开办之初，去官医局就医者寥寥，以致于"局中总办提调监督委员无所事事，时为叉麻雀之戏，以销此长日"[3]。而霍乱肆虐、死者枕藉，很快改变了这种局面。官医局设立不久，京师即暴发霍乱，于是马上投入救治，门诊量急剧攀升，"近日前往就医者，亦日见其多"[4]，"沙土园官医总局日

---

1 《时事要闻，《大公报》，1902-7-9。
2 《时事要闻，《大公报》，1902-7-12。
3 《时事要闻，《大公报》，1902-7-23。
4 《时事要闻，《大公报》，1902-8-22。

来就医者异常之多，闻每日总在二百作号亦可，京城时症流行之盛矣"[1]。

官医局是霍乱平息的制胜关键，总办陆润庠也立下了汗马功劳。在被慈禧太后委以重任后，陆润庠坚守纯中医的体制，不许官医局聘用外国医生，"后经某太史极力劝导，始允添请华人之通西医者一人，专治外科。议明凡遇内科各症，毋庸越俎"[2]。由此可见，当时的京师官医局只重中医，拒绝西医（包括外国医生及华人习西医者），从维护中医的正统地位的角度出发，这是可以理解之举。况且，温病学产生之后，治疗瘟疫便一直是中医的优势。近代亦产生不少治疗霍乱名家，以王孟英为代表，其《随息居重订霍乱论》被不断翻刻。清末民初，张锡纯用"急救回生丹"治霍乱阳证，"卫生防疫宝丹"则阴阳双调，颇为当时同道所称颂。拒绝西医的举动也反映了清末中国医学界的真实情况——中医仍占主导，西医仅被少数人所接受[3]。

官医局的设立，开风气之先，也得到了社会的肯定。"陆凤石总宪渊源家学，医理素精，以之总理其事，必能慎选良医，断不至令不学无术者流滥竽其间，以人命为儿戏。然则此举也，君若相造福于苍生者，岂有涯哉！"[4]

传承中的变革
——官医局效应

清中期到 1900 年之间，因为夏秋多发传染病，官府通常设立临时医局进行救治，疫情停止后亦随之裁撤。而经过一个世纪的传播，西方的医院体制渐渐适应了中国社会的土壤。1901 年，清廷实行"新政"，推行向

---

1 《时事要闻，《大公报》，1902-9-1。

2 《时事要闻，《大公报》，1902-7-11。

3 后来，随着社会对西医的逐渐接纳，官医局所聘用的西医外科医员才有所增多。1906年，京师官医局添设西医二员，"闻管理施医局大臣议及近日来局看病者日众，每遇大病难免草草看视，性命攸关，殊不足以昭慎重。议拟嗣后添设西医二员，每日襄助一切，并饬各医参酌中西妙法合用，以免误人病症，俾惜民命而重卫生"。（《医学堂拟添西医》，《大公报》，1906-4-2，163）这是西医发展迅速、影响扩大所致。

4 《读本月一九日上谕谨书于后》，《申报》，1902-6-26。

近世疫情历史布局表

历史时期	万崇时期 1573 ~ 1644	顺康时期 1644 ~ 1722	雍乾时期 1723 ~ 1795	嘉宣时期 1796 ~ 1911	民国时期 1912 ~ 1948	合计
疫情次数	89	84	78	142	114	485
比例	18.4%	17.3%	16.5%	29.3%	23.5%	100%
年数	72	79	73	115	37	376
瘟疫频度	1.24	1.06	1.07	1.24	3.08	1.29

——《瘟疫下的社会拯救》第 24 页，余新忠等著，中国书店出版社，2004 年。

西方学习的"体制改革"，在医学上也不例外。此时，越来越多的人认识到，临时医局"仅施治于夏秋之间，不能为久长之计。"[1] 清末中国医局向西医医院的过渡，首先是由临时变为常设的问题。然后，才是设立病房及检验、消毒及隔离等等技术设施的问题。

鉴于京师官医局在此次疫情中发挥重要作用，亦因经费尚有富裕，政府决定效仿西医的医院制度，即把临时官医局变成常设医局。"京师官医局原由皇太后赏银一万两作为经费，现在三局均核实动支约计尚余一半，足敷年内之用，加以各省印结提款，将来即可常设"[2]。在余款基础上又设法筹款，使常设成为可能，"官医局已经张冶秋（张百熙）尚书筹定的款，拟即永远设立。现议将兴胜寺庙址及后身八角琉璃井养正义学旧房归并一处，重加修造以作局所，拟于奏明后，即行动工"[3]。

可见，京师官医局在设立之初，虽与过去临时设立的施医局性质相同，

---

1 《述客言中国宜广设医院》，《申报》，1895-12-3。

2 《时事要闻》，《大公报》，1902-8-28。

3 《时事要闻》，《大公报》，1902-9-1。

但在霍乱平息后，却开启了一种变革。官医局尚存余款，于是借新政东风，清政府将其变为常设。值得注意的是，在成为常设医疗机构时，官医局的性质即已改变，具有了现代医院的特质。其实，1902 年六月二十六日《申报》刊载的文章中，即把常设的官医局称作"医院"，"抑又思之京师为首善之区，户口星繁，人民错杂，际兹天时，炎暑疫疠丛兴，自宜特设医院，以资医治"。

毋庸赘言，民众的健康需求是公认"底线"，底线以下不是市场机制发挥作用的领域，而是公共财政的确保领域。截至清末，从某种程度上说，普通民众的医疗完全"市场化"。然而，医疗服务不同于其他公共服务，医疗消费不是患者自主消费，而是医生指导消费。政府的责任，是确保每一个公民当自我保障能力不足时，不至于无力就医而亡，主要体现在两个方面：一是强化筹资和分配功能；二是全面干预医疗体系的建设和发展。

从这些角度来说，京师官医局的设立应该充分肯定。它以较好的疗效，起到移风易俗的作用，引导人们从迷信走向科学。临时官医局变成常设医局，是中医治疗体系的重大变革，更加利于发挥中医防控瘟疫的优势。作为第一个官方常设的医疗机构，京师官医局改写了中国官方医疗的发展历史，昭示着常设医疗机构将成为现代的医疗主体，也透露出一种此后公益性医疗体系的构建方式。

清代宫廷的太医值房和寿药房藏书

白帕晶

太医值房是御医侍值之地，
寿药房则贮藏宫廷用药。
除此之外，
这两处还曾庋藏丰富的医学典籍
和医疗档案，
其历史价值及临床医学价值亦渐为学界所知晓。

在紫禁城巍峨辉煌的宫殿群中，乾清宫西北端则门两侧庑舍，并不引人注意。然而在清代却是太医侍值所在地。并收藏医学书籍及医疗档案。端则门北侧是太医值房，面阔三间，正中一间开风门，门左右各设一支摘窗，两次间各设槛窗，上为方格支窗，下为玻璃方窗。共八间。端则门南侧是寿药房，其为宫廷的御用药房。规模与外檐装修同太医值房。

明清易季后，清代宫廷沿用明朝制度设太医院，职责是为帝后及其他宫内人员珍视疾病，修和药饵。院址亦沿用明朝旧址，即天安门外千步廊东侧礼部之后。光绪二十六年（1900年）八国联军侵入北京，翌年强迫清政府签定不平等条约，即《辛丑条约》。依其条款，太医院址划入使馆区。为此，太医院辟新署于地安门外以东，较之旧署，

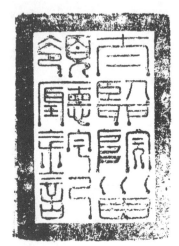

"太医院首领厅钤记"柄钮铜印印文

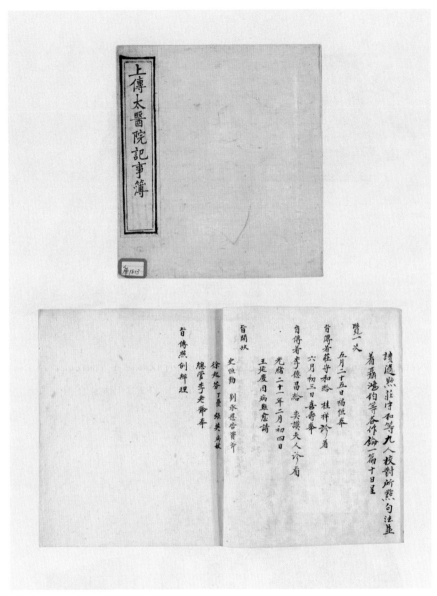

《上传太医记事簿》封面及内页
故宫博物院藏

规模要小很多。

太医院昼夜有太医在宫廷侍值，以便为帝后等人员诊治疾病。太医值房，即是太医在紫禁城内的值班处。

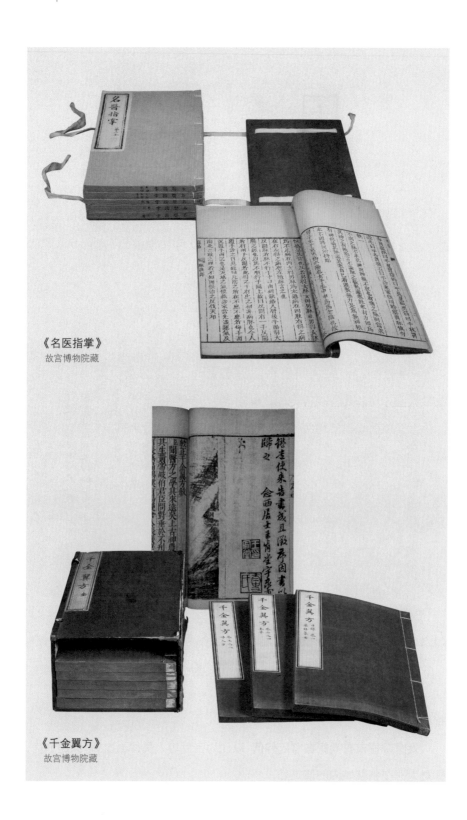

《名医指掌》
故宫博物院藏

《千金翼方》
故宫博物院藏

太医院最高负责人是院长，又称院使，秩正五品；副职设左右院判各1人，秩正六品。所属官员有御医13人（正八品），吏目26人，医士20人，医生30人，统称太医。光绪朝时医术分为九科：大方脉科，小方脉科，伤寒科，妇人科，疮疡科，针灸科，眼科，口齿科，正骨科（光绪朝《大清会典》）。

日常太医赴各宫诊视疾病等，均由御药房太监引领。而诊治皇帝疾病，则需会同太监、内局和药，将药帖连名封记。具奏折开载本方药性治症之法，并注记年月日，医官、内监署名。进呈皇帝阅览，进药的奏折还要登记入簿，由内监收管，以备查考。

同样，太医在宫中为皇太后、皇太妃、皇后、妃嫔、皇子、皇女以及宫廷的仆役如妈妈、宫女、太监等诊治疾病，处方用药、患者名位，医者姓名都须登记入簿，以备查考。

皇帝出外游幸巡狩，亦要有太医跟随。宫外的王公、公主、额驸以及文武大臣亦可请太医诊治疾病。

太医值房是宫廷御医侍值之地，寿药房贮藏宫廷用药。二者除了前述功能以外，还贮藏着丰富的医学典籍和具有历史价值及临床医学价值的医疗档案。

清末时太医值房所藏医学典籍有：《御纂医宗金鉴》、《医宗心读》、《伤医大全》、《万病回春》、《冯氏锦囊》、《嵩崖全书》、《寿世保元》、《名医指掌》、《巢氏病原》、《东垣十知》、《王氏脉经》、《东医宝鉴》、《千金方衍义》、《千金翼方》、《证治准绳》、《临证指南》、《济众新编》、《验方新编》、《济阴纲目》、《广博物志》、《植物名实图考》、《食物本草》、《食物本草汇纂》、《本草纲目》、《本草纲目拾遗》、《本草备要》等（据1925年清室善后委员会点查）。

太医值房所藏医学典籍中，以清代成书的《御纂医宗金鉴》和《植物名实图考》极富特色，对后世影响深远。

《御纂医宗金鉴》（又名《医宗金鉴》），全书90卷。大型医学丛书。清吴谦等编。吴谦，字六吉，歙县（今属安徽）人。乾隆年间任太医院判，乾隆四年（1739年）奉敕与刘裕铎主编是书。吴氏认为古医书中除了《伤

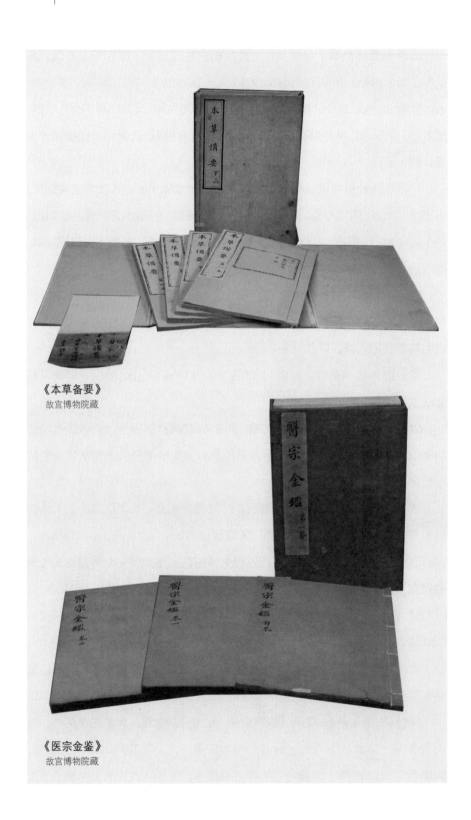

《本草备要》
故宫博物院藏

《医宗金鉴》
故宫博物院藏

寒论》、《金匮要略》外，皆有法无方；而诸注又随文附义，难以传信，于是对古医书自为删定。全书完成八九成时，受到高宗皇帝重视，乃奉敕就未成之书加以增续，编成是书。约 80 万字，收编医书十五种：《订本伤寒论注》17 卷、《订正金匮要略注》8 卷、《删补名医方论》8 卷、《四诊心法要诀》1 卷、《运气要诀》1 卷《伤寒心法要诀》1 卷《杂病心法要诀》5 卷《妇科心法要诀》6 卷、《幼科心法要诀》6、卷《痘疹心法要诀》6 卷、《种豆心法要旨》1 卷、《外科心法要诀》16 卷、《眼科心法要诀 2 卷、《刺灸心法要诀》8 卷、《正骨心法要旨》4 卷。全书内容丰富，涉及医学理论、诊断，各科经治、方剂、针灸与运气诸方面，图文并茂，条理清楚，论述简明扼要，多为七言歌诀，易于记诵。曾作为太医院教科书，对后世医家颇有影响。初有乾隆七年（1742 年）武英殿初刻通行本；继有清鄂尔泰等奉敕撰据武英殿重刻本；乾隆三十八年（1773 年）始编《四库全书》，本书收入其中；清末又有其他版本，如光绪二年（1876 年）江西书局刻本，光绪九年（1883年）刻本等。

《植物名实图考》。清吴其浚著。吴其浚（1789 年～ 1846 年）字沧斋、哲甫，号吉兰，河南固始人。嘉庆二十二年（1817 年）状元，累迁湖南巡抚，调山西兼盐政，洁己奉公，勤奋。治政余暇，又对植物学、药物学颇作研究，所到一地，组织行家考察植物，查阅文献，绘图例说，历经三十余年心血，成书《植物名实图考》和《植物名实图考长编》。此著中，对各种植物进行了全方位的记述和考证，是近代植物学专著的滥觞。清宫廷藏有清道光二十八年（1848 年）刻本以及同治五年（1867 年）。

太医值房尚藏白、红纸包医疗档案 37 包。这些罕见而珍贵的医疗档案和下文叙述的寿药房医药档案，记载着上自顺康，下迄光宣清代历朝帝后妃嫔及王公大臣将近三百年来的病情医事，名医国手之辨治经验，以及某些未为外传的宫廷药治，是清代宫廷医术最高成就的结晶，可供医学界临床参考。

太医值房医案还是清代宫廷史研究的间接史料，为澄清某些宫廷疑案提供了客观依据。同治十二年（1873 年）正月二十六日，慈安、慈禧

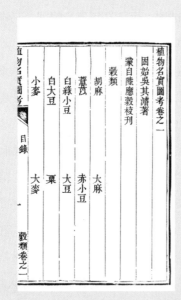

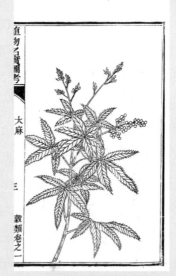

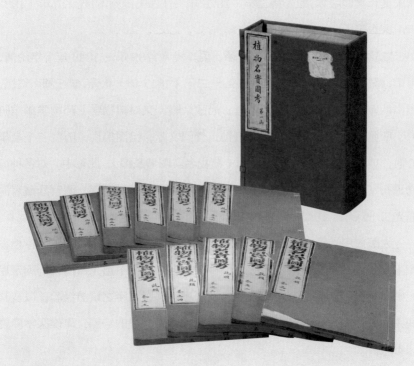

《植物名实图考》及其内页
故宫博物院藏

两宫皇太后卷帘归政，将朝政大权移交同治皇帝。虽然同治皇帝载淳是慈禧太后亲子，然而慈禧太后对其处理政务并不放心，经常插手干预，这使年轻自负的载淳很难忍受。于是，他想了一个办法：尽快修复西郊被英法联军焚毁的圆明园，然后请太后移尊其地怡养天年，使她们失去干预朝政的机会。当时朝廷财政并不充裕，许多朝臣上书主张缓建，被同治皇帝拒绝。

事隔一年多后，圆明园还未修复，18 岁的载淳却早夭了。同治十三年（1874 年）十二月初五日，帝卒于养心殿东暖阁，引起朝野震动。对于皇帝的死因，其说不一。一些私家著述和笔记提出各种原因，甚至加以穿凿附会演义性的描述："弘德殿师傅，皆帖括学究。惟知剿袭性理肤浅之说，以为启沃。故上甚厌之，不善读书，狎近宦竖，遂导以嬉戏游宴，耽溺男宠，日就裸瘠。旋患痈，项腹各一，皆脓溃，日未昏，殆不知人，未及再稔，遂以不起"（《桃花圣解盫日记》），"太后纵帝游荡，及至得疾，又不慎重爱护，以至深沈不起"（《慈禧外纪》）等等。总之，有人说载淳死于梅毒，有人说他死于疥疮，还有人说他死于天花。一般认为正史的《清史稿》也只有断续简单的记载："十月辛未……，上不豫，命李鸿藻代阅奏章"，"十二月辛未……，上疾大渐，崩于养心殿，年十九"。

同治皇帝的死因涉及到同治朝末期和光绪朝初期的宫廷政治斗争，包括同治皇帝、慈禧太后、同治皇后和宫廷臣僚之间的关系。这些都是清晚期史研究中的关键问题。

1979 年中国第一历史档案馆、中医研究院和北京医院的有关专家和教授联合起来，根据最新发现的《脉案档簿》中的《万岁爷进药用药底簿》，对同治皇帝的请脉和用药情况进研究鉴定，得出他死于天花的结论："关于鉴定清朝档案《万岁爷进药用药底簿》，同治皇帝患何病病故问题，……经过大家讨论，一致认为：清同治皇帝系患天花（痘疹）病故。其病程：病之初期为天花（痘疹）；病之中期为痘疹之毒所致"痘后痈毒"；病之后期为痘疹余毒所致"走马牙疳"；最后为毒热内陷而死"（陈可冀主编，《清宫医案研究》，中医古籍出版社 1990 年）。

《同仁堂配方治方目录》折
故宫博物院藏

　　事隔百余年后，医学家根据医疗档案做出无可争议结论。清宫医案的作用不言自明。同样，清末光绪皇帝的死因也是由医案得到令人信服的结论，从而使之不再成为研究者的争论议题。光绪三十四年十月二十一日（1908年11月14日），清朝廷宣布皇帝载湉崩于瀛台涵元殿。翌日，皇太后慈禧又崩于西苑仪鸾殿。38 岁的皇帝和 74 岁的皇太后几乎同时辞世，鉴于二人生前关系不睦，光绪帝处境难堪，一些舆论猜测慈禧太后利用临终前的权利，加害于光绪帝。如曾任 19 年御史及起居注官较为接近光绪帝的恽毓鼎在《崇陵传信录》中写道，慈禧太后病重，"有谮上者，谓帝闻太后病，有喜色。太后怒曰：我不能先尔死"，在宫廷中担任过两年女官的德龄女士在《瀛台泣血记》中写道："万恶的李莲英眼看太后命已经不久，自己的靠山快要发生问题了，便暗自着急起来。他想，与其待光绪掌了权来和自己算账，不如还让自己下手为好。经过了几度筹思，他的毒计便决定了"。

德龄女士认为是李莲英毒死了皇帝。尽管正史记载光绪帝是病死的，但皇帝的死因仍在人们的心中成为一桩疑案。最终，还是《光绪脉案》提供了直接线索，使专家们得出光绪帝系疾病死亡的结论："究其死因，乃为虚劳之病日久，脏腑功能过于亏损，心、肝、脾、肺、肾五脏俱病，阴阳两虚，气血双耗，终以阳散阴涸，出现阴阳离决而亡。以现代医学而论，由于长期慢性消耗性疾病，导致抵抗力下降，出现了多系统的疾病。其直接的死亡原因，可能是心肺功能的慢性衰竭，合并急性感染所致。从光绪亲书病原及其脉案所载之病因、病状来分析，洵非暴亡，并无中毒或其他伤害性的征象"。

寿药房内有药王像。除了存储宫廷使用的中成药之外，另人瞩目的是还收藏着医药典册档案，如《同仁堂治方配本》、《各色折子》（多达六、七十包）、《药单目录》、《账簿脉案》等。

入清以后，清宫医用药材主要有三种来源：一是由各省药材产地征收。二是由京城地方药商采。三是各省督抚官员贡献其地方土产。如云南之茯苓、广东之橘红、四川之冬虫草，东北奉天、吉林等地深山的人参最受重视，皆由官府控制，不得私采。凡刨夫入山采参，由户部发给信票。所采人参，按一定额数，解缴官府；由官府解缴宫廷。乾隆年以后，宫廷用药主要传药商采买："内药房所需药材，均按例给价，令药商赴部领银采办。以生药进，院官详验，择其佳者，送药房备贮"（《历代职官表》）。

《同仁堂治方配本》。1 册。清光绪年抄本。黄绫书衣。无行格。内注"光绪十一年（1885 年）六月初四日同仁堂抄来"。自乾隆年开始，同仁堂既是交纳宫廷药材的商号之一，当时称当差。其药材质量上乘，有一定社会基础，也取得了清宫廷的信任。同治时内廷药房传用咀片药味等项，均系传取同仁堂拣选上好纯洁药味，供用内廷。后来其丸散膏丹的配方也抄存于寿药房。以备使用查考。书中列明"硃砂安神丸"等 92 个药方，各方之下详注写其药味、重量及制作方法，但不注适应症及服量，外用药亦不注用法。又别列"碧云散"、"益寿比天膏"等 10 方。全书共记录 102 个药方。

《账簿脉案》。清宫廷太医的医务活动无论是在宫中或宫外，凡经诊治，皆写病历。即所谓"脉案"（现代称其为"医案"）。内容可分为：

其一，诊治帝王后妃等人病患的脉案笺或医方笺。即该患者的原始病历记录，多为一日一笺或一次一笺，详简不一。如御医杨泰为慈安太后诊病后所写的脉案："咸丰二年四月初四日，杨泰请得贞嫔脉息弦数。症系肝胃蕴热夹饮之症，以致身倦胸闷，头重干呕。今用清肝和胃饮，晚服一贴调理。霍香一钱，炒栀二钱，柴胡一钱，半夏二钱，陈皮二钱，赤苓三钱，生草八分，引用灯芯一束"。一般按时间顺序逐日记载，一年订成一册。如《老佛爷（慈禧）用药底簿》、《光绪用药底簿》、《宣统用药底簿》。

其二，御药房的调理用药和患者取药的有关记录。如"咸丰十一年（1861年）十一月初四日。钟郡王：灯芯三钱，竹叶二钱，平安丹四两"。"二十一日。钟郡王：大黄二钱，薄荷三钱"。

其三，皇帝有关医药方面的硃批或谕旨。如康熙皇帝有关咳嗽病治疗方药的硃批："治疗朕之咳嗽、吐痰之硫磺药制作得如何？朕每年逢大寒季节仍有咳嗽症，今又复发，用西洋大夫裕吴实之冰糖达摩方，但朕服后未见效，再若有好药方，问后具奏下房"。康熙四十六年（1707年）二月，羌国中、王道华、赫世亨等上奏折，奏制成治疗月经不调及心跳惊悸药。康熙皇帝在他们的奏折批下上述硃批。

清宫中遗留的脉案已经不完整，因为历经二百余年，人事变换，难免遗失。清光绪年中期以后有些《脉案》未出自太医之手，如陆润庠、施焕等社会著名医家，曾为慈禧太后和光绪皇帝诊病开方，但他们不属于太医院人员。清太医院官员的医务活动从顺治年开始，一直延续到1924年。1911年的辛亥革命结束了清朝的统治。但是根据《优待清室条件》八款之第三款"大清皇帝辞位之后，暂居宫禁，日后移居颐和园，侍卫人等，照常留用"。太医属于留用人员，仍在宫内从事医务活动。1924年，直奉两系军阀进行第二次大战，直系将领冯玉祥发动政变，不承认《优待清室条件》，驱逐溥仪出宫。有清一代太医官的医务活动随之终止，成为历史遗迹。如前所述，清宫《脉案》反映了中医学在宫廷中的应用和疗效，是医务工作者珍贵的参考资料。也是清宫廷史研究的参考资料。

清太医值房和寿药房室内原状已不存。但是其建筑保存完好，原藏医书现藏位于原寿安宫的故宫图书馆，其他属于档案的账簿脉案等，现藏于中国第一历史档案馆。

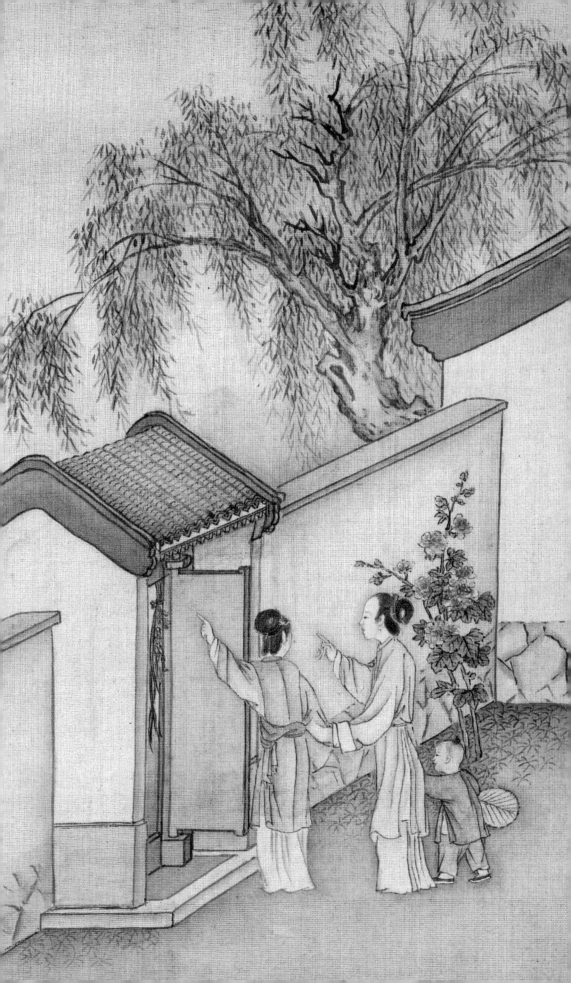

调方最近情

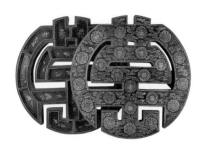

　　《后汉书·百官志三》载："药丞主药，方丞主药方。"太医们开具的方剂往往由药物的名称、用法、用量和疗效组成，是诊治结果的直观体现。

　　皇宫中的医方不仅是遏制病情的"对策"，还时常被政治气候和特殊的"病人"们左右，受到种种非医疗因素的制约。"开方"和"用方"也不仅仅与治病有关。美容驻颜、颐养身心、长寿康乐……传统医学文化的精髓与奥秘与皇室成员对圆满人生的祈望相融，渗透于宫廷生活的种种细节中。

皇室病案中的"宫闱秘事"

赵阳

清代皇家的病案不仅是医学资料，
还是珍贵的史料。
解读皇室病案，
也掀开了宫廷历史的隐秘一页……

从临终脉案看清帝的死因

在宫中，再没有比皇帝罹患重症会令御医们惊惶失措的了。但他们又必须面对皇帝们迟早要发生的沉重病势甚至死亡，用尽全部智慧做最后的挽救，一旦失败，他们很可能落入不知何去何从的境地。他们也以其诊视疗病的记录，成为皇帝"最后时刻"的见证人。

乾隆的临终医案是从乾隆六十三年十二月开始的（为了在位时间不超过祖父，乾隆帝让皇位给嘉庆帝。但皇宫内依然用"乾隆"纪年），当时他已是太上皇，有八十八岁高龄。在他生命的最后一个月中，身体并无大病。御医沙惟一、钱景诊脉的结果显示，皇上脉象安和，只是心气不足，身体发软，夜间少寐，开的药方如参脉饮、灯心竹叶汤、养阴育神汤、镇阴育神汤、参莲饮等等，这些都是帮助年迈的乾隆帝进补气血的调理汤药，这些补剂虽然有一定的作用，但是对于年老气虚的皇上来说，绝不是起死回生之术，不过乾隆如此高寿，也算是善终了。

嘉庆是乾隆第十五子，在位二十五年，公元 1820 年去世，终年六十一岁，他的死因从医案上看，源于一次暑热风寒。当时嘉庆虽然已

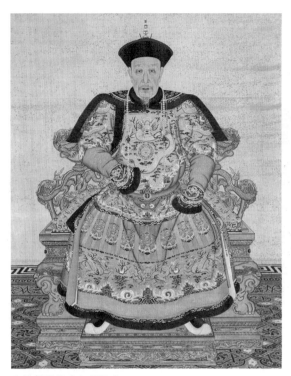

身着朝服的晚年乾隆帝

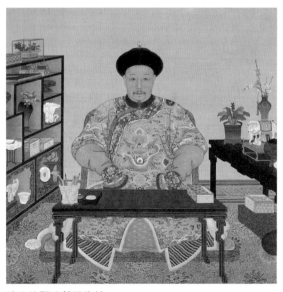

清人绘颙琰朝服像轴

故宫博物院藏

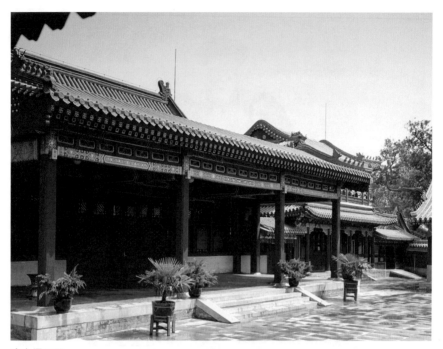

瀛台涵元殿

年过六十，身体却相当健硕，在军机处的上谕档案中，也有他登山跋涉，不知疲倦的记述。嘉庆帝是在去避暑山庄的路上偶感暑热，到了避暑山庄后又有点着凉，加上颠簸劳累，身体状态不佳，勤勉的嘉庆帝却还不以为然，继续带病批阅奏章，终于积劳成疾，而且这一病竟然不到一周就驾崩了，实是令人惋惜。当时随行的郝进喜、商景霨、李澍名、苏钰等都参与了对嘉庆的救治，他们先是用藿香正气丸以及一些清鲜代茶饮、导赤代茶饮等调理嘉庆的湿热，虽然解了表面的热，但是风寒伤到元气，嘉庆的虚火更盛，咽喉疼痛难忍，还产生气喘，御医们的参脉定喘汤最终也没能救活嘉庆。

现有的清宫医案记录中，要数光绪帝的病案记录最多、最全。他在位三十三年，这期间的病案记录有千余之多。值得注意的是，在戊戌变法前的二十年，病案记录并不多，有 76 次，但是变法失败后被囚瀛台的十年中，记录竟然达到了 900 多次。这样算一下，每年要让御医诊视九十多次，差不多月月都看病。尤其在光绪三十四年，他死前的一年中，仅从三月到七月的 210 天的时间里，记录就有 260 次，给他诊治过的御医就有三十多人，其中陈秉钧是诊疗最多的一个，给光绪看过一百多次病。

光绪的病，从病案上看，御医们多强调脉沉弦数，主要的症候是肝脏郁热、肝旺脾弱、心肾两亏等。光绪自感饮食没有胃口，经常有耳鸣现象。御医们认为是他天生体弱造成的，治疗上都按照这些症状处方，不过并没有明显效果。

在对光绪帝的治疗过程中，有些人物和事件特别值得关注。

法国驻京使馆的医官多德福在光绪被囚禁 27 天后，进宫给光绪诊治，他根据光绪自述的病情给光绪做了化验，最后认为光绪之病叫做"腰火长症"，即肾炎。多德福认为应避免肾功能过度劳累，并建议服食人乳或牛乳，建议用外洋地黄末，或者用拔火罐。不过，当时光绪身边的御医并没有采纳多德福的意见，还是用传统的中医办法治疗。

经过一年多的治疗，光绪的身体似乎有了起色。在光绪二十七年至三十三年七月前，竟然没有医案记录，不过这到底是因为病愈还是资料丢失，现在很难下判断。

从光绪三十三年（1907 年）七月开始，我们又看到一名新御医出现在给光绪治病的行列中，他就是力钧。他在七月到八月间成为给光绪看病的唯一御医，共计诊病 23 次。力钧是个中西医结合的医家，他在论述病理时运用了西医解剖学的知识，光绪能让一人诊治一个多月，恐怕也是看重了他汇通中西的治病特长，可惜仍是不见效。因此，又改由力钧与陈秉钧、曹元恒等传统中医共同进行诊疗，但皇帝的病势却是逐渐加重了。

可能是光绪帝久病成医，对御医的药方倒也了然，他训斥御医们道："我的头晕症状一直都不能完全治好，经常复发，所以你们一直给我吃药，各种温热补泻的丸散汤膏等方剂七七八八地开了这么多，可也都没什么效果，现在还生出许多其他病症。我看都是因为乱服药造成的。"他还直接指责为他看病最多的御医陈秉钧说，每次用的药都不是很对症，诊脉的时候也是例行公事的样子，这样怎么能仔细推敲病情，不过是敷衍了事而已。还号称是名医，怎么能这么草率呢？陈秉钧被点名斥责之后，光绪半个月都不让他给自己看病。其实御医给皇上看病哪敢有半点不精心，只是光绪病情总不好转，只好冲御医们发脾气。

在光绪临终前的四个月中，各地举荐的名医也进宫与其他御医一起参加诊治，其中包括杜钟骏、张彭年、周景涛等。但是光绪的病症实在太多太杂，在最后的一个多月，光绪腰痛极其严重，他自认为是服药过多，越服药就越感觉病重，并且告诉御医应在开方时明确告知是否有疗效，不能以药试病。其实，御医们心里明白皇帝已经病入膏肓，不仅绝不敢说出，甚至还在病案中加以隐瞒。杜钟骏在《德宗请脉记》中记述了参与抢救光绪的事情，在记述每日诊疗病簿时，自认为"予于案中有实实虚虚，恐有猝脱之语"。他预见到光绪之病危在旦夕，但内务大臣们认为这样会吓到皇上，不允许他照实记述。杜钟骏只好在当天医案中删去了"此病不出四日，必出危险"的字样。

杜钟骏的预测果然正确，没过两天，光绪忽然昏厥，召来杜钟骏及周景涛、施焕来诊脉，他们诊过之后，实告内务大臣说，今晚必不能过，不用再开方了。可是大臣还要他们照开方，说怎么写都行。于是几位御医只好写皇上危在眉睫，拟生脉散，不过药还没进上，光绪已经驾崩了。

光绪死后第三天，御医们的灾难就开始了。朝廷下了两道诏书，第一道先处罚各省所荐进宫的御医，陈秉钧、周景涛、杜钟骏、曹元恒等都在名单之中，均被降级留任。第二道就是处罚太医院院使张仲元、御医全顺、医士忠勋等人，也是革职带罪效力。

后妃医案中的红颜遗事

晚清的隆裕皇后和珍妃都可算是清史上很有说头的后与妃。在光绪帝是有些可怜，也许正是少，才使得隆裕和珍妃的矛盾更为激化。隆裕是慈禧的侄女，这门亲事也是慈禧亲自操办的，而珍妃也是慈禧亲选入宫的，

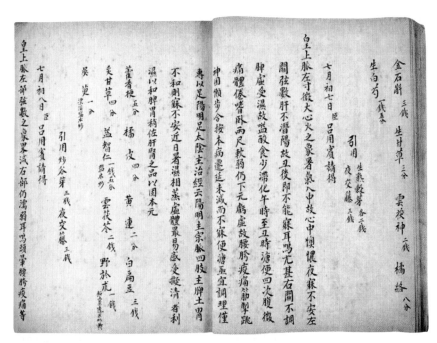

光绪帝用药底簿

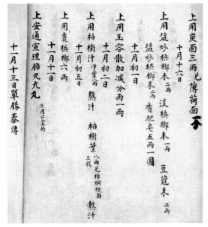

光绪药方

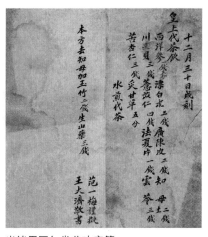

光绪用同仁堂药味底簿

起初亦受慈禧认可。不过，可能是光绪心中一直暗藏着对慈禧的反叛，抑或隆裕和珍妃无论在容貌还是才干方面确实差距太大，总之，光绪一直对珍妃宠爱有加，对隆裕冷淡非常。

翻检病案可以发现，这些深宫中的女人虽然锦衣玉食，却过着压抑的生活，遭受了各种病症的折磨。

隆裕皇后比光绪年长三岁，而且活到了民国。在慈禧死后，她立宣统为帝，也做了皇太后。隆裕的医案在记载中有上百条，给她看病的御医主要有庄守和、张仲元、佟文斌、忠勋、全顺、周鸣凤、李崇光，其中庄守和是太医院院判、张仲元接庄守和的班，成为最后一任的太医院院判，李崇光是太医院左院判。在他们的诊断病历中可发现，隆裕的病基本是宫中常见的病症，由于心情抑郁，脾胃不和，肝气郁积，她身体非常虚弱，病程也较长。光绪三十二年四月，隆裕曾因脾胃积蓄湿热，外感风凉，导致头晕身疼，腹部坠痛并且腹泻。庄守和前后花了近两周时间才调理好，庄守和在治疗上也采用了比较特殊的治痢疾手法，先用解表清化湿滞饮来疏散邪表，等到外表症状解除后，再用调胃化滞饮等清肠消炎。隆裕经常的病症也多是暑热感冒、腰疼、气虚、咳嗽、心悸、头痛、胃部不适等。在医案中，还记载了隆裕皇后的几个漱口方和刷牙散，这也是清宫常用的刷牙方。御医给隆裕经常开的保健品有皇太后清胃代茶饮、养阴润躁膏、皇太后和胃育神膏、皇太后凉阴和阳育神膏等等。

隆裕皇后死于1913年，临终时由张仲元和佟文斌诊脉。当时的脉案记载："皇太后脉息左寸关浮散，尺部如丝。症势垂危，痰壅愈盛，再勉拟生脉化痰之法以冀万一。"在隆裕的生脉饮加入西洋参、麦冬、五味子、橘红、竹沥等，也是想增加强心、化痰、清心的作用，但是一个"勉拟"也可看出御医们已无力回天了。

珍妃比起隆裕来说似乎更健康，翻阅医案却发现，这个充满青春活力的女子其实一直疾病缠身。珍妃的御医比起隆裕，地位品级会低一些，这也反映出当时宫中森严的等级制度。珍妃从珍嫔到珍妃再降至珍贵人，御医也有所变化，其中珍嫔时期是李德昌，成为珍妃后改成了杨际和、

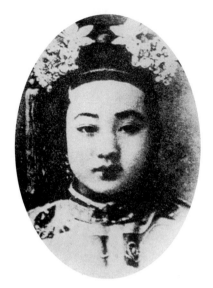

珍妃旧照

刘玉璋，杨际和是太医院的左院判。而降为珍贵人时主要有冯盛化、王继曾、白文寿、张仲元等人，当时张仲元只是一个普通御医，这几个人的地位显然低了很多。珍妃的病也都是一些慢性病，诸如咳嗽、关节炎，还有一些妇科病。杨际和给她开出了清热调肝饮、外用熏洗剂等来进行调治，并取得一定效果。

由于支持光绪帝变法，又在与隆裕争宠中获得绝对优势，所以珍妃为慈禧太后所不容，甚至用罕见的杖责来责罚她。珍妃受杖责后，张仲元负责诊治，病案中频频出现的字眼是："抽搐气闭，牙关紧闭"、"人事不醒，周身筋脉颤动"、"恶寒发烧，周身筋脉疼痛"，她当时经历的苦楚可想而知。

在人们心目中，珍妃一直都是美丽动人的，遗憾的是她的美容药方并没有见诸于医案。珍妃似乎注定是个悲剧人物，最后被慈禧赐死，留给今人无限喟叹。

慈禧之美

向斯

慈禧太后对美容养颜的热衷程度
丝毫不亚于对权力的欲望，
其日常起居的诸多精致细节皆足以为证。

晚清时期，慈禧太后临御天下，执政长达四十八年之久，是名副其实的铁腕统治者。她精于权术，对于权力极为渴望，不允许任何人觊觎神器。然而，像天下所有女子一样，她同样醉心于养颜、美容，而且，她所擅用的美容手法别具一格，不仅皆能增益美色，而且都有益于身体健康，颐养身心。

珍珠养颜　玉容无瑕

女人之美，有三大特点：容色如花、头发乌黑、眼睛明亮。万般美丽，以容色为先；容色如花，首在肤如凝脂。《诗经·卫风·硕人》描绘美人庄姜时，称其"肤如凝脂"。凝脂的特点即光滑、细腻而洁白，这一特征一直是中国古代美女的主要标志。慈禧太后非常喜爱涂脂抹粉，还喜用药补、食补等多种方法。她不仅每天精心妆扮，还很喜欢发明、动手制作化妆品，尤其钟爱纯天然的化妆品和保养品。若选一样慈禧最钟爱的美容之物，那便是珍珠了，她每天使用自己发明的珍珠粉，须臾不可离。《开宝本草》说："珍珠涂面，令人润泽，好颜色；涂手足，去皮肤逆胪。"所谓"逆

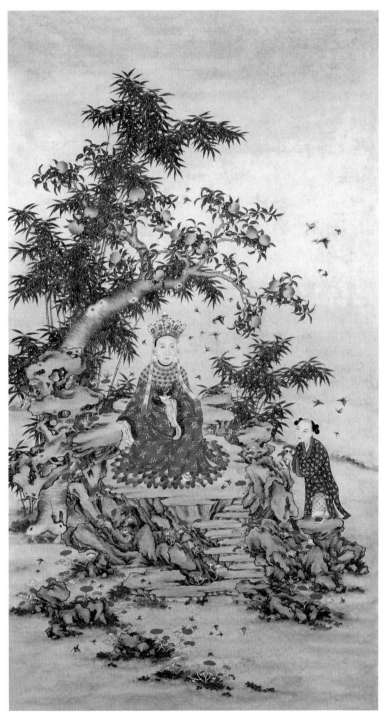

慈禧太后观音装像轴
故宫博物院藏

胪"，就是皮肤粗糙，起倒刺，也就是说它不仅可以美化容色，亦有滋润肌肤的功效。慈禧太后将珍珠研粉的工序十分讲究：首先，选择品质上乘的珍珠洗净；用布包好之后，加豆腐、水，一起煮两小时；取出后，再将其洗净、捣碎；再加入少许清水，缓慢地精心研磨，直至其指粘如无，干燥后即可备用。状如细末的珍珠粉，须再用鸡蛋清调匀，方可使用。慈禧太后每天晚膳之后，必以温水洗面，涂抹珍珠粉；睡觉前，再用清水洗净，然后涂上忍冬花水，方才踏踏实实地就寝。

这样一套以珍珠粉为主的护肤方法，不仅程序极繁复、极费时，其配料的选择亦很讲究。现代医学研究表明，豆腐中的大豆异黄酮能够延缓皮肤衰老，卵磷脂能抗氧化，阻止皮肤变黄、变粗糙。蛋清中则含有蛋白质、蛋氨酸等营养物质，且有清热解毒、消炎，保护皮肤、增强皮肤免疫功能的作用。所以即使用起来并不便宜，其功效却令人欣喜，慈禧太后长年坚持使用，终于滋养得皮肤盈润白皙。

对于这种自创、自用的美肤之法，慈禧太后颇为得意。有一次，她欣欣然对侍从在侧的女官德龄说，珍珠粉这东西，很好，能够帮我留驻青春！它的功效，主要是在皮肤上显露，可使皮肤永远柔嫩、富有光泽！可见，慈禧本人也认为正是这一美肤要诀，使她直至晚年仍然风韵不失、姿容姣好。

乌鬓云鬟　内外兼修

清宫佳丽们从来不惜在头饰上花费时间。《大清会典》记载，后妃有朝冠、金约、耳饰、朝珠等。朝冠上，有金凤、东珠、珍珠、珊瑚、猫眼石等。金约上，饰珍珠、青金石、绿松石等。至于发型，宫廷之中例行"两把头"，头发以金、银、玉、翠等不同质地的扁方分成两把。清末时，两把头以青缎唱主角，装饰在头上，与真头发连结。

慈禧太后地位尊贵又性喜奢侈，对于发饰、发型之美的要求几近苛刻，一头美发对她而言，可能比生命还重要。据宫廷近侍太监信修明在

《老太监的回忆》一书中说："慈禧之头面，向不易梳。四十岁之后，发已脱落，仅存鬓边和后脑短发，修饰唯仗技巧。否则，俨然一位秃老太太。太后喜庄严，顶心一束假青发，是红胶泥粘的，两边贴的是发片。大两板头，为满洲之官妆，最怕碰脱，极须小心。"

在发量不丰的情况下，做出千姿百态的花样、装饰繁复精致的琳琅珠翠，这真不是寻常人能完成的，除了谨慎伺候，更需在其头发的日常养护上下功夫，梳头、洗发、保养各个环节都要用心。

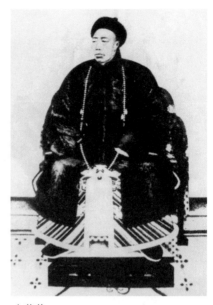

李莲英

太监李莲英之所以深得宠信，善于侍弄、保养慈禧的头发是一重要原因。

李莲英的梳头手法娴熟流畅。他不仅能打造出多款全新、多变化的发型，还能做到不梳断、不梳落一根头发！据史料记载，他每天会为太后一日三梳头；每次梳头，细梳、勤梳、精梳，交替进行。交替梳头时，他还选用不同质地的梳子，以象牙梳和黄杨木梳为主，各种梳子，大小、粗细、疏密不同，用力也不一样。李莲英能够接替安德海，任职太后宫掌案太监，进而成为二品之职的大总管，也多亏了他那近乎于"专业发型师"的美发技巧。梳头时，有时会搭配使用"乌发不落方"。这一方料中，榧子三个，核桃二个，侧柏叶一两，方法是"捣烂，泡雪水中，梳头"。榧子干平，有杀虫、润膜之功。核桃有润肤、补脑和黑须发之功效。

其实，慈禧太后的发质底子不错。据史料载，刚入宫时，她的头发乌黑，非常健康，且保养得很好，执政以后，内忧外患，肠胃不和，遂开始大量掉发。中医认为：肾和血液，都与头发密切相关，肾好、血和，则头发乌黑发亮，富于光泽。相反，肾衰、血虚，则头发干枯，没有光泽，容易脱落。

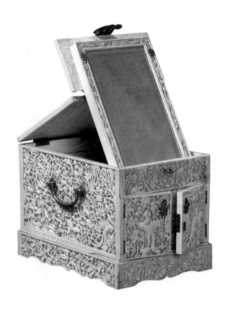

清宫象牙雕梳妆匣
故宫博物院藏

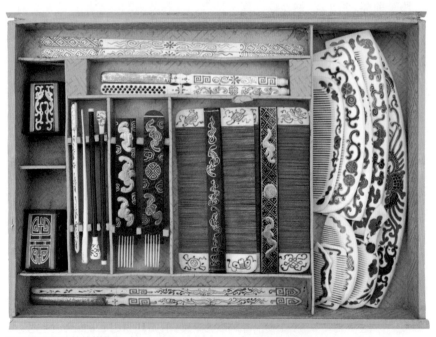

描金带彩象牙什锦梳具
故宫博物院藏

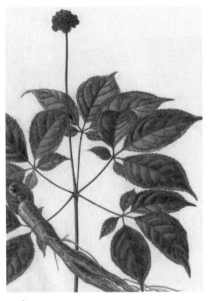

人参

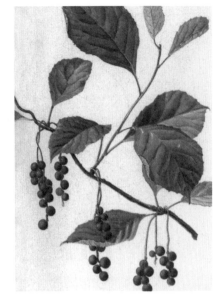

五味子

慈禧太后的头发是油性的，经常爱出油，属于溢脂性脱发，她又爱吃油脂性的食物，不好医治。头上经常亮光光的，到四十岁左右，她的头发便不再丰茂。

为此，御医们千方百计寻找和配制秘方，以求为太后养发和护发。汪守正、马文植、李德立等成为慈禧专用御医后，每天轮流值班，为太后号脉。他们发觉，慈禧太后脉息两寸虚弱，两关玄滑，经过会诊，决定以温补固肠饮进行治疗，以温肾补血；然后，再加赤石脂、禹余粮汤和四神丸，以健脾壮肾，固精养发。后来，御医以补脾固肾饮、延龄益寿丹、长春益寿丹等调理慈禧的肾脏功能，进而间接滋养秀发。

光绪六年，四十六岁的慈禧感觉特别不适，时常心虚气短，头晕腹泻；而且头发脱落、干枯的情况比较严重。为此，江苏巡抚关炳元推荐了精通女科的马文植。他确诊太后之病是因为五脏皆虚，因积劳、积郁所致，开具的药方主要包括天冬、山药、牛膝、杜仲、人参、木香、五味子、覆盆子等，以蜂蜜调成桐子大小的药丸。因为慈禧太后此时住在长春宫，此方

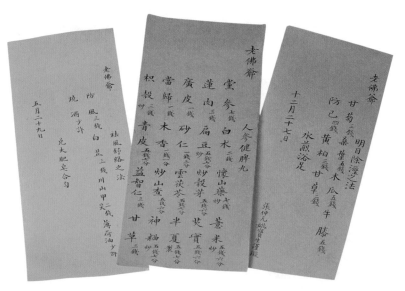

慈禧药方一组
故宫博物院藏

藿香

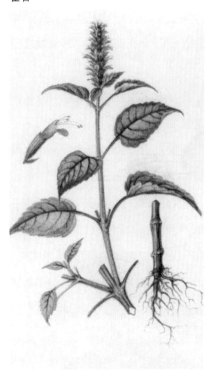

定名为"长春益寿丹",于光绪六年二月初五日进呈服用。从史料记载上可知,这一年从六月到九月,慈禧太后的身体大为好转,皮肤开始滑润,头发色黑、柔顺,富于光泽。

御医们还针对慈禧的喜好,研制了许多简便易行的方子。其中以菊花散和捆头方为代表。菊花散用九种药草精制而成,将药材研成粗渣,加入浆水,煮沸之后,去掉渣子,用汤药洗头。它清香幽凉,慈禧太后喜欢这个味道,经常使用,油性头发大为改观,慈禧太后很欢喜,并且因此常喝

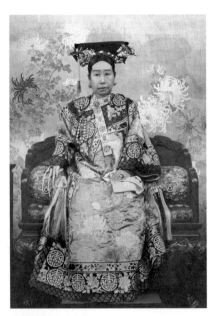

慈禧太后六旬照
故宫博物院藏

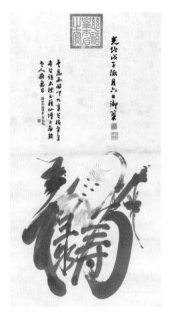

慈禧御笔　福禄寿轴
故宫博物院藏

菊花茶。抿头方是以八味中药制成：将菊花、牙皂、薄荷、荆穗、香白芷、白僵蚕、藿香叶、零陵香加水煮沸，晾凉之后，加入冰片。梳头时，就用此水抿头。试用一年之后，收效甚好。

随着年龄的增长，慈禧太后的面容、皮肤和头发，多次出现病变，也多次反复。御医们便用加味六君子汤、益气养荣汤、五芝地仙金髓丸等进行调理和滋养。光绪三十一年七月初五日，御医又进献"香发散"。它以零陵草、辛夷、玫瑰花、檀香、川锦纹、甘草、粉丹皮、山柰、公丁香、细辛、苏合油、白芷共为研末，用苏合油拌匀，晾干，再研细面。方上称："发有油腻，勿用水洗。将药掺上，一篦即净。久用，发落重生，至老不白。"这味香发散，药物多为性温芳香之品，具有通窍、避秽、香发、护发及预防白发之功效。

从光绪六年到光绪三十一年，丽质天成的慈禧太后由壮年步入古稀之年，在人体衰老的"自然规律"制约下，老太后依然保有绰约风姿、富于健康活力，自然少不了这些美容养颜方法的功劳。

慈禧太后的香肥皂

孟晖

既能清洁身体、
去污祛病，
又可滋养肌肤，助益于美容，
肥皂在传统中国的演变与"进化"，
也反映出民众生活品质的变迁。

明代的肥皂

带有情色意味的小曲儿可以算作衡量社会观念的一种指标吧？

晚明人冯梦龙所辑评的《山歌》（江苏古籍出版社，2000 年）一书就记录下彼时吴地的各种民谣，其中有一首《木梳》，通过各种梳妆用具、用品，如镜子、牙刷、绊头带、眉刷、刮舌等等，进行色情调笑，最后唱到兴浓，是："姐道郎啊，我听你一通两通也是空来往，到弗如肥皂光光滚着子身。"在这里，肥皂擦身这一洗浴中的卫生行为转成了最赤裸的性暗示。"肥皂"在山歌中被随口唱出来，甚至用于需要大家都能够意会的色情暗示，只能说明，在明代，至少，在那个时代的江南富庶地区，这一清洁用品是人人熟悉的、普遍使用的东西。

与通俗文学作品形成互证的是，在北京定陵，出土有明代万历皇帝及皇后使用的金、银皂盒。其中，银皂盒底部明确刻有"肥皂盒一件重七两二钱"的铭文。该皂盒"圆形"，"器内偏于中心部分设横隔一个，把器内分作大、小两部分。在小的部分有半圆形器盖一个，盖作子口，平面，圆钮"（《定陵》，166 页，文物出版社，1990 年）似乎，平时会把肥皂收贮在较小的盒隔里，扣上器盖，避免落尘。使用的时候，则把肥皂取出，放在较大的盒隔中。收贮与使用的功能区被分开，便于保洁与清理。

金皂盒则与今天我们通用的肥皂盒非常相似，由一浅一深两件圆盒套在一起而成，浅圆盒的底面上做有孔眼，用过的肥皂放在浅盒中，肥皂所带的水会从孔眼漏下，流到深圆盒的底部，这样就可以让肥皂重新变干爽。现代设计师们竭力调动灵感的种种皂盒设计，好像也还没能突破这一早在明代就已固定的基本形式。

肥皂一词始于宋

实际上，"肥皂"这个词汇早在宋代就出现了，庄季裕《鸡肋编》（中华书局，1983 年）有很清楚的解释：

> 浙中少皂荚，澡面、浣衣皆用"肥珠子"。木亦高大，叶如槐而细生角，长者不过三数寸。子圆黑、肥大，肉亦厚，膏润于皂荚，故一名肥皂。人皆蒸熟、暴干乃收。……《本草》不载，竟不知为何木。（29 页）

原来"肥皂"一词的出现还与大历史的变化联系在一起。一直到北宋灭亡以前，北方地区都只知道使用皂荚。但是，南渡之后，当时的杭州周围地区偏偏缺少皂树，本地人都是使用一种叫做"肥珠子"的果荚，荚中的果肉比皂荚肉更肥润多膏，南渡的北方人在学会使用这种物品之后，根据其比皂荚更"肥"的特点，发明了一个新称呼"肥皂"。

汉代的童蒙教科书《急就章》里就已经记载："半夏、皂荚、艾橐吾"。在《南齐书·虞玩之传》中还有这样生动的细节：

> 后，员外郎孔瑄就（王俭）求会稽五官，俭方盥，投皂荚于地，曰："卿乡俗恶，虞玩之至死烦人！"

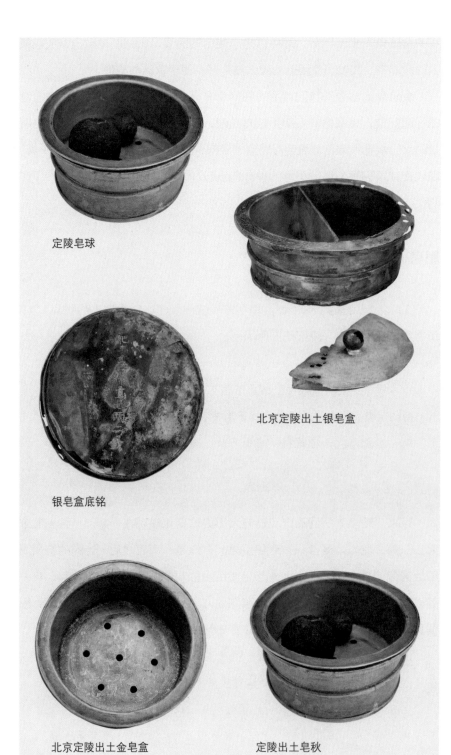

定陵皂球

北京定陵出土银皂盒

银皂盒底铭

北京定陵出土金皂盒

定陵出土皂秋

洗面为"盥"，这条史料最好地说明了，至晚在南北朝时期，清洗面、手时用皂荚是很普遍的事情。依据《本草纲目》中"皂荚"一条可知，皂荚乃是皂树所结的果荚，这种果荚中"肥厚"、"多脂而粘"的果肉能够去除污垢。实际上，直到近代，在大中城市以外的乡村、小市镇，使用皂角仍然是很普遍的做法，现代作家汪曾祺《番瓜豆腐和皂荚仁甜菜》一文中就写道："皂角我的家乡颇多。一般都用来泡水，洗脸洗头，代替肥皂。"（《汪曾祺谈吃》，北方文艺出版社 2006 年，87 页）

肥皂的前身

不过，传统生活对于皂荚的利用，早在南北朝期间，就完成了一个非常重要的进展，即，把皂荚作为配料之一，加入到包括澡豆在内的高档清洁用品的制作中，从而获得更为复杂的合成型产品。值得注意的是，成书于盛唐天宝十一年（752 年）的经典医籍《外台秘要》中，介绍了一则"崔氏澡豆，悦面色如桃花、光润如玉，急面皮，去皯黑䵟、粉刺方"，其中用到"皂荚末四两"，当然还有其他多种养颜的草药配料以及"毕豆（既豌豆）三升"，但是，其制作却是，把所有这些配料捣成细末之后——调以冬瓜瓢汁，和为丸。每洗面用浆水，以此丸当澡豆。

成品作成"丸"，也就是说，在 8 世纪的天宝时代，团块状固体皂已具雏形。到了南宋人陈元靓所著的《事林广记》中，有一款"仙方洗头药"，为：

> 胡饼霜（一两）、白菖蒲末（一两）、槵子皮末（一两）。
> 右三味，衮研，合炼皂角，浆和丸，如坩球子大，每一丸着灰汁，搽洗头，甚妙。

这里所特制的洗头药，也是用皂角与其他配料一起作成固体的球丸，使用的时候将其用灰汁濡湿，然后在头发上涂擦，再加以清洗。在今天，人们更普遍的是使用洗发液，不过，如果有谁坚持用肥皂洗发的话，那么，他或她会将肥皂打湿，然后在湿发上反复摩擦，是仍然在沿袭着千年前宋人使用“仙方洗头药”的方法啊。

依照庄季裕《鸡肋编》中的阐述，在北宋向南宋过渡之际，洗洁品的原料也不期然地发生了变化。北方人原本普遍使用皂荚，但是，南渡之后，却发现“浙中”很少有皂荚，当地人普遍使用的是一种叫“肥珠子”的植物果荚，果肉比皂荚更厚，故而又得名“肥皂”。不过，李时珍在《本草纲目》中认为，肥珠子就是“槵子”，也叫“无患子”、“油珠子”、“鬼见愁”，而肥皂荚却与之并非一物，另是一种。据李时珍的介绍，肥珠子“十月采实，煮熟，去核，捣，和麦面或豆面作澡药，去垢，同于肥皂。用洗真珠甚妙”，并且具体记载了关于肥珠子的果肉的使用方法：

洗面去鼾——槵子肉皮捣烂，入白面和，丸大丸，每日用洗面，去垢及鼾甚良。(《集简方》)

而《本草纲目》对“肥皂荚”的解释则为：

肥皂荚生高山中，其树高大，叶如檀及皂荚叶。五六月开白花，结荚长三四寸，状如云实之荚而肥厚多肉。……十月采荚，煮熟捣烂，和白面及诸香作丸，澡身、面，去垢而腻润，胜于皂荚也。

究竟，肥皂与肥珠子是否同一种植物果实，还是不同的两种？只有植物学家才能弄清答案吧。实际上，在明人宋诩所编《竹屿山房杂部》中列出了四种天然果荚，一是肥皂，一是皂角，一是猪牙皂角，还有一种居然就叫“香皂”——“子形圆小而香”，据书中介绍，它们来自完全不同的植物：“四木形、叶不相似，惟子气味同。”这四种果荚的形状、大小、色泽同样是各不相同，但有一个共同特点：“子（籽）可洗油腻，甚益粉黛。”（卷九“杂品之属”）都有明显的去油去污性能，对于美容卫生有大的好处。看来，在实践中，人们在不同的环境中发现了非止一种可以用于去污的果荚，由于功能相近，往往被赋予从"皂荚"衍生而出的称呼。

非常珍贵的，医家杨士瀛于南宋景定五年（1264 年）成书的《仁斋直指》卷二十四中明确地标出了"肥皂方"的名目，并具体记录其制作为：

> 白芷、白附子、白僵蚕、白芨、猪牙皂角、白蒺藜、白敛、草乌、山楂、甘松、白丁香、大黄、槁本、鹤白、杏仁、豆粉各一两，猪脂（去膜）三两，轻粉、蜜陀僧、樟脑各半两，孩儿茶三钱，肥皂（去里外皮、筋并子，只要净肉一茶盏）。
>
> 右先将净肥皂肉捣烂，用鸡清和，晒去气息。将各药为末，同肥皂、猪脂、鸡清和为丸。

从这一资料可知，其一，肥皂一词虽然最初是专指一种果荚，但是，就在南宋时代，这个词汇已经发生了转化，用于称呼以该种果荚制作的固体洗洁品；其二，在南宋时代，固体形态的洗洁用品已经非常成熟，并且相当的普及。须指出的是，《仁斋直指》所开出的"肥皂方"带有特定目的，加入多味中草药，旨在"去白癞、黑黯、白癣诸般疮痕，令人面色好"，有药皂的性质。另外，还利用据认为可以收紧皮肤的鸡蛋清作为黏合剂，可说是不惜成本。拿这一条资料与《事林广记》的"仙方洗头药"互相对映，宋代美容洗洁皂的发达与成熟，可以确定无疑了。实际上，《武林旧事》记载，南宋时，临安的街市上就有"肥皂团"出售，而且是"小经纪"中的一项，也就是成为一个专门行当。仅这一点就足以证明，在 11 至 13 世纪的经济发达地区如临安，固体皂在日常生活中是多么重要又多么普通的用品。

链接

高宗在徽宗服中，用白木椅子，钱大主入觐曰："此檀香椅子耶？"张婕好掩口笑曰："禁内用胭脂皂荚多，相公已有语，更敢用檀香作椅子耶？"时张浚、赵鼎作相。《老学庵笔记》（民国丁传靖编《宋人轶事汇编》卷三）

总体上看，自东汉以来，皂荚使用广泛而普遍，因此，固体皂的制作，最早是从皂荚开始。但是，南渡之后，肥皂荚得到了充分的开发，由于固体皂的成熟、定型发生在这个时期，而肥皂荚又是这一时期制作固体皂的主要原料，于是，"肥皂"一词就演变成了固体皂的专门指称，并被后人长期沿用。其实，在实际的生产当中，并非仅仅使用肥皂荚，而是还有着皂荚、大皂角、小皂角等等不一的天然果实材料。

丸状香皂

在明代，肥皂的制作工艺发展得更为讲究。如《仁斋直指》配方所透露的，肥皂荚肉有比较浓烈的"气息"，需要设法去除，最后作出的成品才会闻来清爽，而在明代的《竹屿山房杂部》中，有一款"十白散，去黯皯、粉刺、面垢"：

> 白芷、白芨、白蔹、白牵牛、白附子、白檀香、白茯苓、白蒺藜、白僵蚕、白丁香、蜜陀僧、三柰子、楮实子、桃仁、甘松、鹰条各等分。
>
> 以肥皂角剖开，水浸柔，仰置釜中，取薄荷叶、芫荽迭满其腹，蒸退其气味。去弦、膜，炒。同前药俱为细末，滴水，丸如龙眼大。
>
> 每用糯米一溢作汤，颊面，擦之。浴身亦润泽。

这个方子谈到了对肥皂荚的具体加工：从中剖开，先用水泡软，然后在荚腹内填满薄荷与香菜（芫荽），在水锅中蒸，将其原有的刺激气味去除，染上薄荷、香菜的气味。接下来是去掉荚上的筋、膜，入锅炒过，再与其他药料一样地研成细末，混合在一起，用水调成龙眼大小的圆丸。这实际也是一种很讲究的药皂，不仅用于洗脸，也用于洗澡时洁净身体。《山歌》中有一首《烧香娘娘》，有这样的唱词："讨一圆香圆肥皂打打身上，拆拽介两根安息香熏熏个衣裳。"与《竹屿山房杂部》的配方互相形成了印证。难得的是，定陵中的金肥皂盒在出土时，盒中盛有"黑色圆形有机物两块"

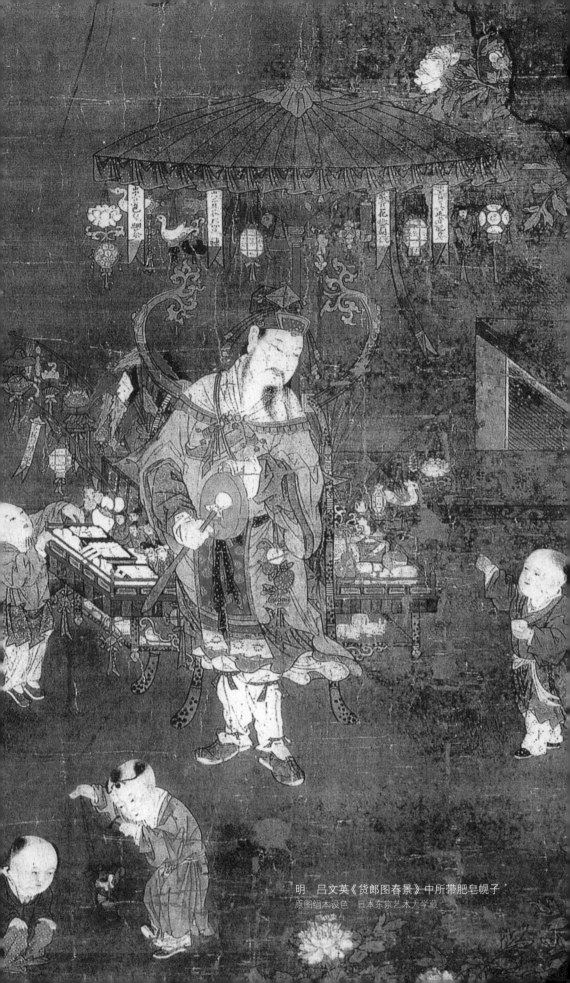

明 吕文英《货郎图春景》中所带肥皂幌子
原图绢本设色 日本东京艺术大学藏

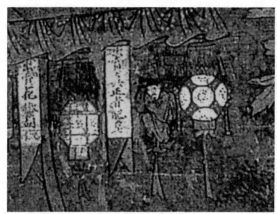 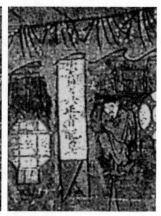

《货郎图》局部：
香肥皂幌子之一

《货郎图》局部：
香肥皂幌子之二

（《定陵》），显然正是明代宫廷用"肥皂"的珍贵遗存，也说明，把"肥皂"作为"丸"状，是长久沿用的做法。实际上，一直到清末，"猪胰皂"还是"圆团形"（常人春《老北京的民俗行业》），学苑出版社，25 页）。

在冯梦龙辑《山歌》中，除了《木梳》一首借肥皂开黄色玩笑之外，《烧香娘娘》是涉及肥皂的另一首俗曲。曲词用滑稽的语调讲述一位虚荣少妇去西湖烧香的整个过程，先讲她四处向邻里的大妈大姐借了一头首饰，然后开始收拾自己的形象，结果连一"圆"肥皂也需向相熟的街坊那里"讨"。一开唱处，曲词就明言，是要通过这位"姐儿"的行为批评"城里人十分介轻狂"，以对比"乡下人十分老实"。身为"城里人"的这位少妇虽然穷得家徒四壁，但是，在去凑烧香的热闹之前，也一定要借块"香圆肥皂"洗澡，这应该是反映了明代发达地区城镇生活的卫生观念吧。

肥皂中的香料

"香圆肥皂"，不仅圆，而且香。明人言及肥皂的时候，总爱多加一个"香"字，曰"香肥皂"。最有意思的，在明人仿照宋画风格创造的一幅《货郎图》上，货郎架上悬挂的四条垂幌之一，明写着"出卖真正香肥皂"的广告语。

《普济方》卷五十一介绍的一款药皂"肥皂圆"，功用在于"治男子、妇人粉刺、粉刺、雀斑、面上细疮"，在配方的最后即说明："欲入诸香，随意加之。"可以加入不同的香料，以求得各种不同的香气效果。生活于万历年间的钱塘儒医胡文焕在所辑《香奁润色》"手足部"中，则是具体记录了一款"香肥皂方"：

> 甘松、槁本、细辛、茅香、藿香叶、香附子、三奈、苓（零）陵香、川芎、明胶、白芷（各半两），楮树子（各两［原文如此——作者注］），龙脑（三钱，另研），肥皂（不蛀者，去皮，半斤），白敛、白丁香、白芨（各一两），瓜蒌根、牵牛（各二两），绿豆（一斤，酒浸，为粉）
>
> 右件先将绿豆并糯米研为粉，合和，入朝脑为制。

肥皂中添加龙脑粉，此外还有甘松、槁本、茅香、藿香叶、零陵香等草本香料，成品自然会香气蕴散了。据说，这种"香肥皂"，"洗面，能治靥点、粉刺，常用，令颜色光润"。

醒目的一点是，在明清时期，肥皂制作上发生的一个比较显著的变化，是将鲜花开发成为固体皂的发香剂，《金瓶梅》中提到西门庆洗脸时用"茉莉花肥皂"，便是一个典型的例证。茉莉、桂花原本是宋人发现并推广开的香料，但是，在宋元时期，却不见将之用于肥皂制造的记载，直到明清时期，"茉莉花香皂"、"桂花猪胰球"之类才成了日常生活中普遍

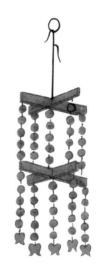

肥皂铺幌子线图

的存在。另外，一些在明朝广泛引种成功的植物香料如玫瑰、排草，也一样成了美容用皂的时髦发香原料。如张继科于崇祯九年（1636 年）编定的《内府药方》中，有一款"洗面玉容丸"：

> 白芷（二两五钱）、白丁香（二两五钱）、白附子（二两五钱）、羌活（一两五钱）、独活（一两五钱）、丹皮（一两五钱）、三奈（一两五钱）、甘松（一两五钱）、藿香（一两五钱）、官桂（一两五钱）、排草（一两）、良姜（一两）、檀香（一两）、公丁香（五钱）
>
> 共为末，肥皂面一斤八两，合蜜，丸。（《三合集》,229 ~ 230 页，海南出版社，2002 年）

不难看出，"洗面玉容丸"是一款美容皂，其中用到檀香、丁香，也用到从明代开始时兴的排草香料。这一款制品居然不像民间香皂那样掺白面，只用蜜将草药、香料、肥皂面调和成丸，果然是唯有"内府"才会制造的精品。定陵出土金肥皂盒中的两块"黑色圆形有机物"，大抵就是这个路数的东西吧。

直到光绪三十年（1904 年），太医受慈禧太后之命开出的"加味香肥皂"方仍然是：

> 檀香（三斤）、木香（九两六钱）、丁香（九两六钱）、花瓣（九两六钱）、排草（九两六钱）、广零（九两六钱）、皂角（四斤）、甘松（四两八钱）、白莲蕊（四两八钱）、山奈（四两八钱）、白僵蚕（四两八钱）、麝香（八钱，另兑，上请［原文如此——作者注］）、冰片（一两五钱）
>
> 共研极细面，红糖水合，每锭重二钱。（《清宫医案研究》，陈可冀主编，1023 页，中医古籍出版社,2006 年）

贵重的檀香，再加木香、丁香，配以散发花叶芳芬的天然香花瓣、排草，

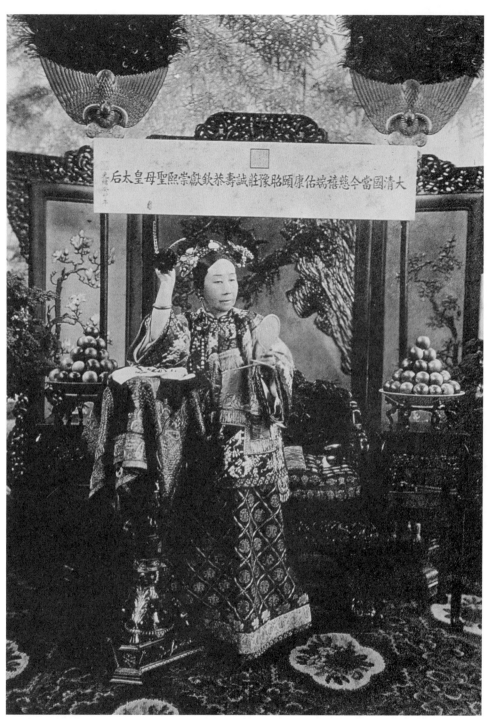

慈禧太后插花立像
故宫博物院藏

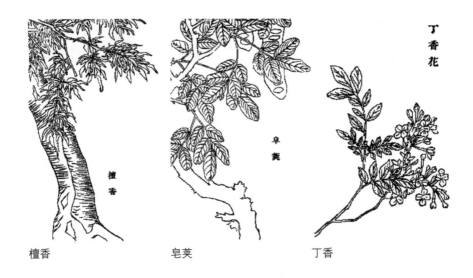

檀香　　　　　　皂荚　　　　　　丁香

成品所散发的复合香调会予人什么样的嗅觉感受呢？这一款皂品同样不掺白面，纯粹靠各种原料研细之后，用红糖水拌合，团成二钱重的丸块。明清两代皇宫中所用的香肥皂，从"洗面玉容丸"与"加味香肥皂"，可以大致意会其仿佛了。

清代的香皂

由于肥皂都要带香气，所以，入清以后，"香肥皂"干脆被简称为"香皂"，如清初人李渔《闲情偶记·声容部·熏陶》中就说，让女性身上带有香气，最好的物品就是花露，花露之外——

其次则香皂浴身，香茶沁口，皆是闺中应有之事。皂之为物，亦有一种神奇，人身偶沾秽物或偶沾秽气，用此一擦，则尽去无遗。……皂之佳者，一浴之后，香气经日不散，岂非天造地设，以供修容饰体之用者乎？香皂以江南六合县出者为第一，但价值稍昂，又恐远不能致，多则浴体，少则止以浴面，亦权益丰俭之策也。

　　这段文字把清人使用香皂的状态有很充分的透露，香皂既用于洗澡也用于洗面，而且，当时还有名牌产品——如江南六合县的制品，这种名牌产品的价格也会更昂贵一些。《红楼梦》中提到芳官洗头发、宝玉早晨的盥洗都使用香皂，曹公笔调的细腻不放过任何一个细节，宝玉像所有青春少年一样，对于梳洗的繁琐缺乏耐心，每一步都草草应付，比如洗脸时：紫鹃递过香皂去。宝玉道："这盆里的就不少，不用搓了。"（二十一回）

　　我们从而得知，传统香皂的用法是沾水之后在肌肤上搓擦，与今天香皂的使用方法一样，当然，因为没有足以发泡的原料成分，所以传统香皂不会起泡沫。

　　传统美容皂有个优势，就是如澡豆一样，在基本材料不变的前提下，可以由医家根据预想的美容、护肤乃至治疗皮肤病等功能，而任意加减其中的草药成分。因此，明清医书中散落着各种的制皂配方，如《香奁润色》"面部"的"美人面上雀子班（斑）方"：

　　　　白梅（五钱）、樱桃枝（五钱）、小皂角（五钱）、紫背浮萍（五钱）
　　　　共为末，炼蜜，丸如弹子大，日用洗面，其班（斑）自去，屡验。

稍后还有"治美人面上粉刺方"：

　　　　益母草（烧灰，一两）、肥皂（一两）
　　　　共捣为丸，日洗三次，十日后粉刺自然不生。须忌酒、姜，免再发也。

　　两个配方，一个专用于去雀斑，一个针对粉刺，属于药皂的性质，因此干脆连香料都免掉了。因此，可丰可俭，功能灵活多变，是传统固体皂的一大特点。在当今，时髦女性当中兴起了手工制作美容香皂的风气，中国制皂传统中的种种古老经验，也许，会在塑造今天的生活当中重新焕发意义。

福寿延于御膳中

苑洪琪

传统医学提倡饮食养生。
宫中的饮馔，无论是盛大的筵席，
还是日常膳食，
也都十分注重其调养保健的功效。
一蔬一饭，颇费思量……

古人云："安身之本，必资于食，不知食宜，不足以生存。"从饱食到美食，再到追求健康，文明进步，对饮食的要求也不断提高。清代的养生学已发展到理论与实践相结合的鼎盛时期，这在宫廷御膳方面表现得非常突出。清帝对膳食的认识不断提高，保健知识也愈发丰富，大多十分注意合理调节饮食、搭配膳食，永葆健康、延年益寿成为他们的强烈愿望。

清代皇帝中寿命较高的康熙皇帝（卒年六十九岁）、乾隆皇帝（卒年八十九岁），对膳食养生都有一定的见解。康熙皇帝在论述有关饮食疗法时指出："人自有生以来，肠胃自各有分别处也"。他在《庭训格言》中也指出："凡人饮食之类，当各择其宜于身者，""每兼菜蔬食之则少病，于身有益，所以农夫身体强壮，至老犹健者，皆此故也。"对于选择季节食品，康熙皇帝强调："诸样可食果品，于正当成熟时食之，气味甘美，亦且宜人。如我为大君，下人各欲进其微诚，故争进所得出鲜果及菜蔬等类，朕只略尝而已，未尝食一次也。必待其成熟之时始食之，此亦养身之要也。"康熙皇帝告诫人们择其饮食时，当选择对自己身体有营养补益价值的食品，所好之物不可多食。乾隆皇帝在养生保健膳食中，身体力行地实践着祖父的训诫。

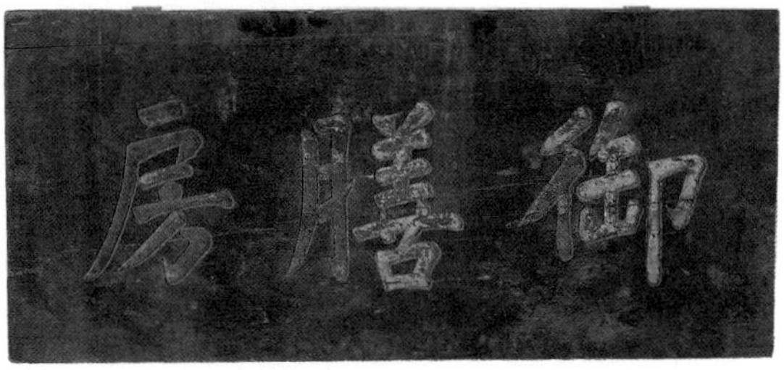

“御膳房”匾

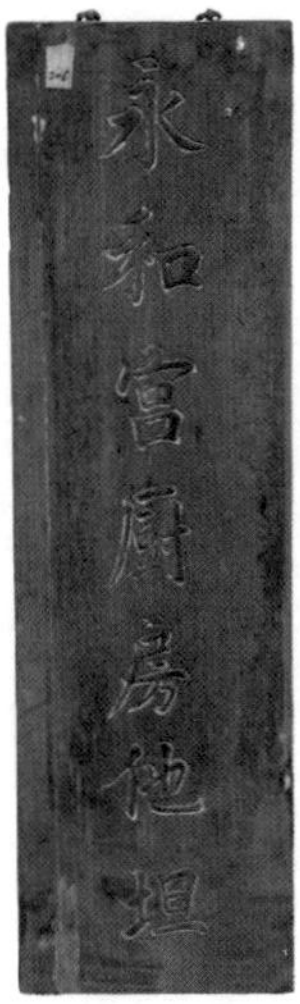

“永和宫厨房他坦”匾

粗细搭配　膳食平衡

清宫御膳作为中国封建社会末期最高层次的饮食，膳食品种不乏厚味膏粱，但是杂粮蔬菜、山果野味在御膳中也占有重要地位。每年春季榆树发芽的时候，清宫都要烹制榆钱饽饽、榆钱糕、榆钱饼，宫内、圆明园等处“佛堂供榆钱饽饽、榆钱糕”，乾隆皇帝不仅自己爱吃，还将这些粗粮糕点分送后妃、皇子们，赏给王公大臣们品尝。

粗细搭配、粮菜互补更体现了清宫御膳的特点，如二月二的杂面煎饼、初夏嫩麦压的碾转儿（嫩麦制作）、端阳节的粽子，中秋节的月饼、重阳节的花糕、腊月初八的腊八粥……尤其是应季蔬菜，黄瓜蘸面酱、炒鲜豌豆、蒜茄子、摊瓠榻子[1]、春不老[2]、芥菜缨、酸黄瓜、酸韭菜等，都是些难登大雅之堂的菜肴，却是乾隆皇帝的最爱。

无论是日常饮膳还是宫廷筵宴，御膳中的主食、副食、佐餐小菜等

1　即摊瓠塌。“瓠子”形似葫芦，味似西葫芦。嫩瓠子擦成丝，放面及盐调成稠糊，在饼铛上摊成软菜饼，称为瓠塌。

2　芥菜的一种，可鲜炒也可腌制成咸菜。

《植物名实图考》中所绘的食材

杂粮与蔬菜常见而廉价，却因其调节膳食的作用见诸于皇家的餐桌。

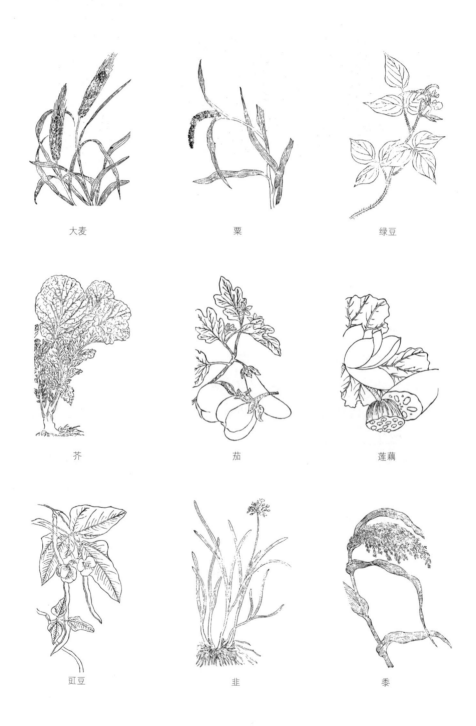

大麦　　　　　　　　粟　　　　　　　　绿豆

芥　　　　　　　　茄　　　　　　　　莲藕

豇豆　　　　　　　　韭　　　　　　　　黍

《植物名实图考》中所绘的一组果品

御膳后食用应季瓜果是清宫饮食习俗的特色之一

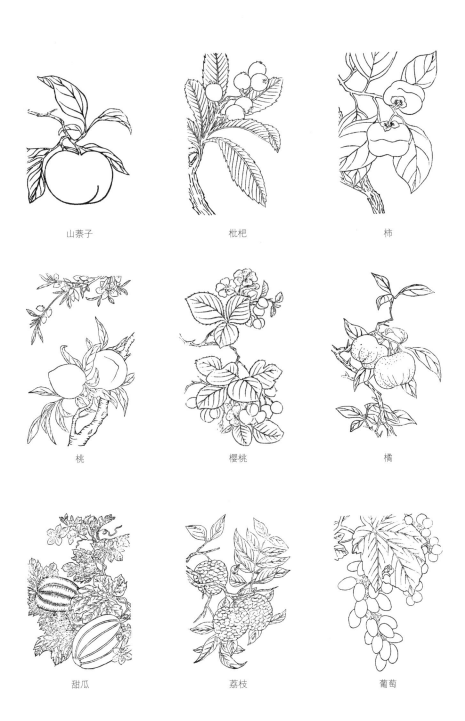

山荼子　　　　　枇杷　　　　　柿

桃　　　　　樱桃　　　　　橘

甜瓜　　　　　荔枝　　　　　葡萄

均有许多由粗原料制成。在御膳主食饽饽、点心、粥汤等近百个品种中，杂粮做的食品有：糜子面丝糕、黄米面糕、老米面发糕、秕子干膳、老米干膳、江米面窝窝、蕃薯、豆面卷、芸豆糕、高粱米粥、小米粥、苡仁米粥、大麦粥、甜沫粥、豇豆粥、绿豆粥、黄老米粥等；副食中的一品豆腐、豆腐干、豆皮、野生蘑菇、木耳、金针菜、核桃、榛子、松仁、蜂蜜、山韭菜等，更是每膳必备的御膳原料。杂粮、硬壳谷类和副食类的猪、羊、鹿、鸡、鸭、鹅、鱼、蛋及新鲜水果、蔬菜等。这些物料多是常见的食物。五谷杂粮，荤素菜肴，瓜果点心，汤粥酒茶都是平和之品，其中也不乏美味。烹调适宜，不仅色、香、味俱全，增进食欲，也易于消化吸收，使"物尽其用"。乾隆皇帝膳食的合理搭配，基本上做到了粗细结合、干鲜适用、精微相宜。

五味调和　顺四时之变

大自然向人类提供了取之不尽的饮食资源，以供应人们需要的营养物质。食物的属性——五味与人的肝、心、肺、肾、脾五脏联系密切。"五

链接

康熙的"养生语录"

节饮食，慎起居，实却病之良方也。

人于平日养身，以怯懦机警为上。未寒凉即增衣服，所食物稍有不宜即禁忌之。愈谨慎、愈怯懦则大益于身。

尔等凡居家在外，惟宜洁净。人平日洁净，则清气著身。若近污秽，则为浊气所染，而清明之气渐为所蒙蔽矣。

凡人养生之道，无过于圣贤所留之经书。惟朕惟训汝等熟习五经四书性理，诚以其中凡存心、养性、立命之道，无以不具故也。

凡人心志有所专，即是养身之道。

——《庭训格言》

味归五脏"，发散作用的味辛、收敛作用的味酸、缓和作用的味甘、坚躁作用的味苦、软坚作用的味咸。将谷果肉菜的气味合用，补精养气，可以达到饮食强身健体的目的，这就构成了春、夏、秋、冬四季与五味、五脏相适宜的饮食定则。乾隆皇帝的御膳，明显地体现了这一养生结构。特选乾隆五十四年（1789 年）春、夏、秋、冬四季御膳中的主要膳食，可见清代皇帝四时养生的一般情况。

二月二十三日早膳：炒鸡、大炒肉、炖酸菜热锅，鹿筋折（拆）鸭子热锅，羊西尔占，苹果软烩、蒸肥鸡、烧狗肉、醋烹豆芽菜、肉丝炒韭菜，象棋眼小馍首，火爆豆腐、包子、甑尔糕[1]、粳（粳）米干膳，豆腐八仙汤，银碟小菜，银葵花盒小菜……

五月八日早膳：挂炉鸭子、挂炉肉、野意热锅、山药鸭羹热锅、拌老虎菜、拌凉粉、菜花头酒炖鸭子、小虾米炒菠菜、糖拌藕、江米藕、香草蘑菇炖豆腐、烩银丝、豆尔首小馍首[2]，倭瓜羊肉馅包子，黄焖鸡炖豇豆角，鸭羹、鸡汤馄饨、绿豆水膳……

九月二十一日早膳：燕窝、酒炖鸭子热锅、燕窝葱椒鸭子热锅、燕窝锅烧鸭子咸肉丝攒盘、水笋丝炒肉丝、韭菜炒小虾米、江米肉丁瓢鸭子、螺狮包子[3]、鸡肉馅饺子、万年青酒炖樱桃肉、四水膳、萝卜汤、鸡肉馅烫面饺……

十二月十三日晚膳：燕窝松子鸡热锅、肥鸡火爆白菜、羊肚丝羊肉丝热锅、口蘑肥鸡热锅、口蘑盐煎肉、糊猪肉、清蒸鸭子鹿尾、竹节卷小馍首、匙子红糕、螺狮包子、鸡肉馅烫面饺、咸肉、老米干膳、山药野鸡羹、燕窝攒丝脊髓汤……

这些御膳均体现了顺应四季人体变化的特点，养生食品的种类调配合

---

1 一种大米面的蒸糕。原用一种瓦制的"甑"（蒸）子，底部有许多小眼。甑内有屉放米粉糕料，下面加水使糕蒸熟。后来改用小笼蒸糕。
2 豆馅小馒头。
3 又叫螺丝转儿，是一种以发面制作、烤熟的面食，通常加入芝麻酱。

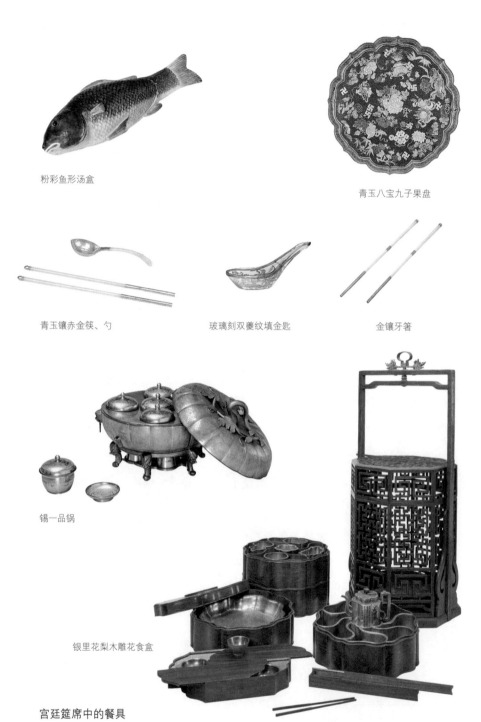

粉彩鱼形汤盒

青玉八宝九子果盘

青玉镶赤金筷、勺

玻璃刻双夔纹填金匙

金镶牙箸

锡一品锅

银里花梨木雕花食盒

宫廷筵席中的餐具

四季菜品各异，烹饪方法亦随之变化，这也体现在
宫廷筵席中的餐具与食器上。

以上皆故宫博物院藏

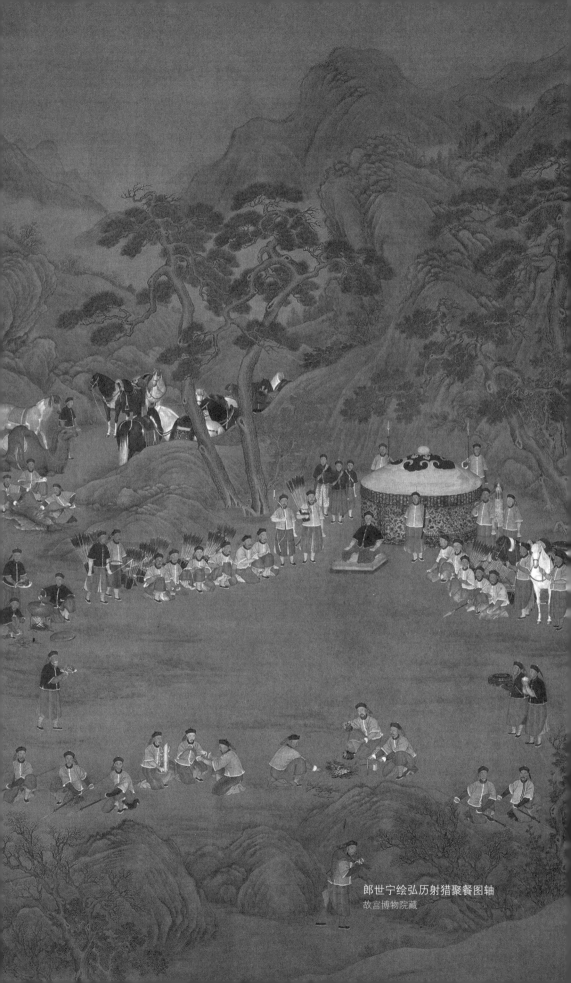

郎世宁绘弘历射猎聚餐图轴
故宫博物院藏

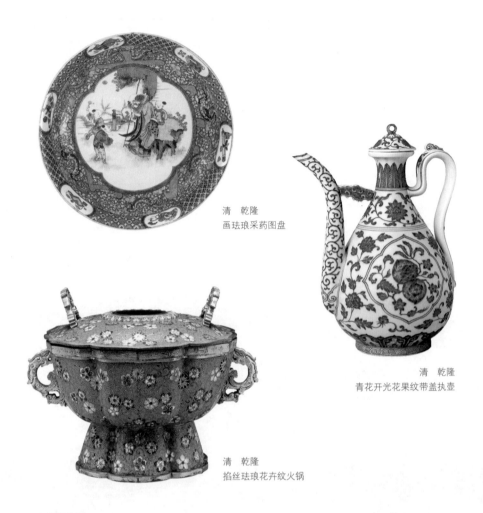

清　乾隆
画珐琅采药图盘

清　乾隆
青花开光花果纹带盖执壶

清　乾隆
掐丝珐琅花卉纹火锅

乾隆朝餐具
乾隆帝深谙膳食养生之道，所用的饮食器具也极尽巧思。
以上皆故宫博物院藏

理，讲究酸、甜、苦、辣、咸五味调和，又受自然界四时的制约。冬末春初，
御膳的菜肴中设两个火锅。春季阳发容易外泄，御膳食品中有酸性的酸白
菜、苹果、醋烹绿豆菜等菜肴，少有辛辣、油腻食品。农历五月初夏季来临，
容易心火上升，宜吃些凉拌青菜、糖拌藕、江米藕、绿豆粥等清凉苦寒食品，
缓散心火，清热下泄。秋季天气渐凉，人体湿热难排。宫廷御膳适当地增
加了韭菜、萝卜及酒炖菜等带辛辣味的食品，使人体内的湿气排解又具清

肺调养功效。冬季气候干燥低温，是全年最适宜进补的季节，清宫御膳又以咸味的羊肉、猪肉、鹿尾等温热的菜肴为皇帝进补热量，也有滋阴的燕窝、鸭子等食品。

虽然一日两膳的菜肴以鸡、鸭、鱼、猪、羊、鹿、鹅等为主，但必须是经过精选细烹后食用。如乾隆四十三年（1778年）七月至九月巡盛京，一行人马刚到山海关，盛京将军就将刚刚猎获的鲜鹿进献给皇帝品尝味。皇帝问道："今日进的鹿肥瘦？"厨役回答道："瘦。"随后他下旨："晚膳叫双林（厨役名）做塌思哈密鹿肉[1]。其余伺候赏用。"乾隆皇帝深知食鹿肉滋补身体，但夏季进补需十分谨慎。在不同的季节食用不同的御膳，既调节时令、气候对人体的阴阳气血和脏腑功能带来的影响，又兼顾了谷、果、肉、菜互配的美味。膳食有偏重温补的鹿肉、鹿尾，羊肉、肥鸡，全年饮食有规律，不食过冷过热物，极符合科学养生的饮食理念。

清代皇帝御膳的设摆有固定的传统模式，皇帝的膳桌要摆四十八品膳品，即热锅、攒盘（拼盘）、热炒、小菜、饽饽、羹汤（粥）等，既有表现不忘祖宗创业艰难的满族传统菜式，也有自己喜食和应季的食品。在膳单中还经常看到皇帝在进膳中有临时添菜、加菜的情况，从中也可了解皇帝本人的养生态度。如乾隆四十四年（1779年）皇帝在避暑山庄的一顿晚膳为例："燕窝莲子扒鸭一品（系双林做）、鸭子火熏罗（萝）卜炖白菜一品（系陈保住做），扁豆大炒肉一品，羊西尔占一品，后送鲜蘑菇炒鸡一品。上传拌豆腐一品，拌茄泥一品，蒸肥鸡烧狍肉攒盘一品，象眼小馒首一品，枣糕老米面糕一品，甑尔糕一品，螺蛳包子一品，纯克里额森[2]一品，银葵花盒小菜一品，银碟小菜四品，随送豇豆水膳[3]一品，次送燕窝锅烧鸭丝一品，羊肉丝一品（此二品早膳收的），小羊乌叉[4]一盘，共三盘一桌。

1　羊肉或鹿肉菜肴的名称。因鲜嫩的羊肉或鹿肉经挂浆、划炒、挂糖后，色泽的棕红油亮、味道甜香如蜜而得名。
2　即纯克里额芬：满语音译，玉米面饽饽。
3　即豇豆水膳：干豇豆与大米煮的粥。
4　煮熟的羊前腿至后腿的连骨肉。

呈进。"

　　乾隆皇帝夏季到承德避暑，适值蔬菜成熟时节，用新摘下的白菜、扁豆、萝卜、茄子、鲜蘑等，再加上应季的鲜嫩蔬菜烹制御膳，既遵循夏季养生之道，又不碍大饱口福。白菜能调养脾胃，利肠、利小便、解毒、解酒；扁豆和中下气、清暑健胃；萝卜可以补虚润肺、下气宽中、化痰止渴、醒酒解毒、消积滞；茄子清热活血、祛风通络、消肿止痛；鲜蘑肉厚、细腻、柔软，有益肠胃、强壮滋补等作用。尤其是他临时点加的"拌豆腐和拌茄泥"两道菜，清爽可口、消暑解腻。此外，夏季皇帝还经常食用莴苣、黄瓜、倭瓜、荆芥、莲藕等有凉血解毒、补中益气的蔬菜。

　　御膳之后食用应季瓜果，也是清代宫廷的特色。如初夏吃桑葚、白杏、枇杷果；仲夏吃西瓜、樱桃、荔枝、水蜜桃；初秋吃葡萄、山楂子；冬季吃桔子、苹果等。

　　炎热的夏天，清代皇帝、后妃已用上了消暑纳凉冰箱，能吃到"冰碗"。

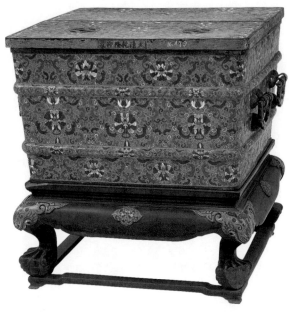

清乾隆　掐丝珐琅番莲纹冰箱
故宫博物院藏

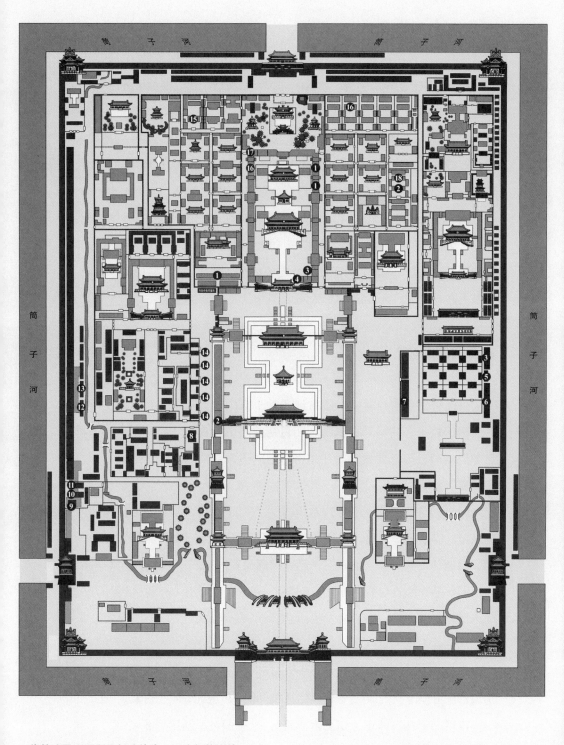

紫禁城平面图所示部分饮食、医疗机构设施

❶御膳房　　❹阿哥茶房　　❼御茶膳房　　❿清茶房　　⓭果房他坦　　⓰寿药房

❷茶库　　　❺药王殿　　　❽酒醋房　　　⓫果局　　　⓮冰窖　　　⓱太医值房

❸御药房　　❻太医院　　　❾冰库　　　　⓬长春宫膳房　⓯重华宫厨房　⓲南果房

清宫词有"首下围林暑未蒸，九华初御转凉增。南熏殿里笙歌起，四月清和已进冰"。(《乾隆御制诗·冰窖》)"蝉噪宫槐日未斜，液池风静白荷花。满堆冰果难消暑，勤进金盘哈密瓜"(《乾隆御制诗·冰果》)等诗句，就是真实的写照。《冰果》诗注中，也有"以杂果置盘中，浸以冰块（为冰果），都中夏日宴饮必备"的说法。据清代末期曾在储秀宫伺候过慈禧的宫女介绍，宫廷的冰碗用甜瓜、果藕、百合、莲子、杏仁豆腐、桂圆、葡萄干、鲜核桃、淮山药等鲜果制作，甜瓜去籽和果藕配在一起，用冰镇；鲜核桃、葡萄干（无核的）用蜜浸透，再把青（鲜）胡核砸开，把里边带涩的一层嫩皮剥去，浇上葡萄汁，再用冰镇。吃果藕可以顺气，吃青核桃可以补肾。既是上好的冷饮，又具滋补功效。

素食惯例助颐养

清代宫廷御膳档案中，还有许多关于宫内食素膳的记载。如正月初一食素馅饺子、清明节食素膳、四月初八浴佛日食素、腊月初八佛祖释迦牟尼成道日等都要食素。在皇帝忌日的这天，宫内各处膳房也要"止荤添素"。

例如，乾隆三十六年（1771年）八月二十三日，是乾隆之父雍正帝的忌日。御膳房早晚两膳为乾隆帝准备的素膳是：奶子饭一品、素杂烩一品、口蘑炖白菜一品、烩软筋一品、口蘑烩罗汉面筋一品、油煤果一品、糜面糕一品、竹节卷小馒首一品、蜂糕一品、孙泥额芬[1]一品、小菜五品。随送攒丝素面一品、果子粥一品、豆瓣汤一品。额食三桌：饽饽六品、炉食四品、共十品一桌。

嘉庆四年（1799年）正月二十九日是孝仪皇后忌辰日。二十八日御膳房总管杨进忠传旨，"明日孝仪皇后忌辰，此一日遵列伺候上进素。记此。"

正月二十九日卯正（早上六点整），永思殿进早膳用黑漆盒摆"干鲜

1　即奶子饽饽。

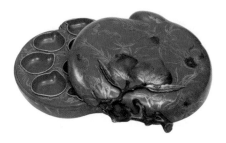

红漆描金福寿纹桃式攒盒

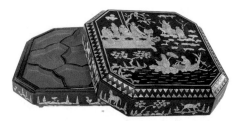

黑漆嵌螺钿八仙图食盒

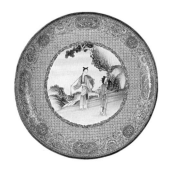

五彩开光祝寿圆盘

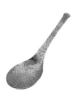

金錾花蝠寿纹匙

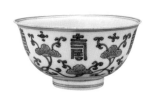

汤泉款青花"寿"字缠枝灵芝纹碗

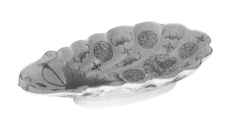

粉彩绿地描金福寿叶式盘

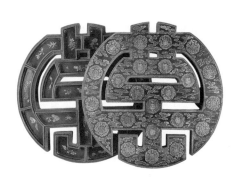

黑漆描金云寿字纹攒盒

一组有福寿吉祥寓意的饮食器具

宫廷日常饮食用具的纹饰，多采用"长寿"的吉祥寓意
以上皆故宫博物院藏

链接

食疗养生的发展轨迹

食疗养生的文化现象早在周代就已明确，周天子身边有掌管饮食设计以保其健康的"食医"，《周礼·天官·冢宰》载"食医掌和王之六食、六饮、六膳、百馐、百酱、八珍之齐（剂）"。膳食养生保健在宫庭逐渐成为制度。西汉名医淳于意为治疗齐王的阳虚病症，自制"火齐粥"，齐王很快康复（见《史记·扁鹊仓公列传》）。战国时成书的中医经典《黄帝内经》中也有"药以祛之，食以随之"的论述。唐代"药王"孙思邈著《千金要方》，其中的"食治"门曰："若能用食平疴，释情遣疾者，可谓良工。"并将民间常食的果实、蔬菜、谷米、鸟兽虫鱼等分类，述其性味功用及证治，是食物养生最早的专著。元代宫廷太医忽思慧著《饮膳正要》，书中记载了元代皇帝、贵族在饮食养生等方面的多种知识，并对食补理论和在普通膳食中添加药物以治疗疾病有所论述，确立了食补和普通膳食疗疾的理论。明清之际，李时珍的《本草纲目》、高濂的《遵生八笺·饮馔服食笺》等更是"寓疗以食"、"食中求疗"。

杂烩热锅一品，后送口蘑面筋一品，糖醋锅渣一品（此二品西番莲碟），竹节卷小馒首一品，油炸果一品（此二品黄盘）、奶子膳一品（四号黄碗），银碟小菜二品，面筋酱一碟（银碟）随送素攒丝面筋一品，白菜羹汤膳进一品，豆腐汤一品，豆瓣汤一品，甜浆粥进些，果子粥、小米粥未用（汤膳盌青瓷碗，白布单一块，替膳单用）次送盒盖摆软筋白菜热锅一品，水笋丝一品，口蘑面筋一品（此二品青水海善碗）素包子一品，匙子饽饽糕一品（此二品黄盘）共二盒，上进毕赏用。"

宫廷还有专门烹制素膳的厨役。乾隆时期有一位名叫"高五"的厨役，做素食技术高超，他在立春日用蔬菜韭黄、小葱作春盘，清新鲜香；夏日将黄瓜、豆角、茄子，或拌或炒，消暑去火；秋日用山药、莲子作菜，清醇爽口；冬日用菌类、豆类烹菜，淡雅素净。尤其是用当令时鲜和花卉，佐以豆类、面筋和蘑菇烹制的菜肴，香糯软滑。素膳加上芝麻、香油调味，独具风味，令皇帝胃口大开，喜食不厌。清代晚期，慈禧寿膳房的刘福泉也因做素膳而闻名。他们做素膳的主要原料有各种菇、耳，应季瓜果鲜蔬、菌类花卉、豆类制品等烹制的四季素膳，名声远播。

中国古代社会的帝王拥有一切，也就拥有了最大的物质享受，有条件获得当时最丰富、最先进的健康理论。科学地探索皇家菜的养生之道，理出其中蕴含的的营养成分，可以由此了解中国饮食文化中的精髓内蕴，亦可以令其中富含的保健经验与颐养智慧继续惠泽今人。

存诚慎药性

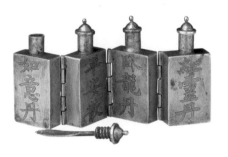

　　上药一百廿种为君，主养命以应天，无毒，多服久服不伤人。欲轻身益气，不老延年者，本上经。中药一百廿种为臣，主养性以应人，无毒，有毒，斟酌其宜。欲遏病补虚羸者，本中经。下药一百廿五种为佐使，主治病以应地，多毒，不可久服。欲除寒热邪气，破积聚愈病者，本下经。

　　药有君臣佐使，以相宣摄。合和者宜一君、二臣、五佐，又可一君、三臣、九佐也。

　　药有阴阳配合，子母兄弟，根叶花实，草石骨肉……凡七情，合和当视之。相须相使者良，勿用相恶相反者……

　　药有酸咸甘苦辛五味，又寒热温凉四气，及有毒无毒。阴干暴干，采治时月，生熟土地所出，真伪陈新，并各有法……

——《神农本草经》序录

紫禁城中的杏林光华
——清宫医学文物漫笔

关雪玲

清宫医学文物是故宫博物院藏品中重要而富有特色的门类。
就学术研究而言，清宫医学文物是研究医学史、宫廷史、中外文化交流史的第一手资料，
对于祖国医学教育来说，清宫医学文物的充分利用有事半功倍的效果，
从而使医学教育变得极具吸引力、说服力和感染力。

医学文物是人类在长期的医事活动中遗留下来的物证。清宫的医学文物，即是紫禁城中医事活动的实物遗存和文字记载。

清宫的医学文物主要庋藏于北京故宫博物院宫廷部的药材药具库，其他部门也有零星收藏，可大致分为药物、药具、档案、药方、仿单等五大类别。本文据药材药具库所藏的三千多件医学文物作一提纲挈领性的介绍，或可视为对宫廷医学发展史另一种视角的述说。

药香氤氲

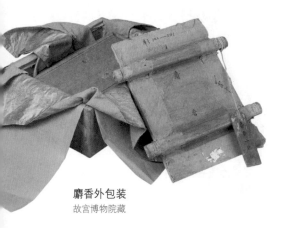

麝香外包装
故宫博物院藏

丰富的药物是清宫医疗活动的物质基础。这些药物绝大部分都是中国自产的，包括中药药材和中成药两大类。

品相精良的中药药材

按其自然属性，可将中药药材

分为植物药材、动物药材、矿物药材三类，这点清宫与民间毫无二致。清宫药材的特殊之处在于：第一，所用药材都是道地药材。第二，药材的外观形状好、质量优。第三，包装精美。

药材的优劣决定着成药品质的高下，并最终影响中药的疗效。而药材品质的好坏与其道地性息息相关。所谓的道地药材，是指来自特定产区的优质药材，因为，土壤、气候、环境等综合因素决定了一些药材只有产自特定地区才能达到最优品质和最佳疗效。清廷在医药管理方面实行的各省"岁解药材本色并折色钱粮"[1]的制度，从根本上确保宫廷用药的道地性。这些优质药材，也是其所属产区官员进贡的不二选择。如，乾隆五十九年（1794年）五月初三日，四川总督孙士毅进贡四川道地药材，黄连、三七、郁金、菖蒲、黎椒、贝母、五加皮、石斛、仙茅、川芎等各九匣，茯苓九个。[2]

在一定程度上，外观形状是药材质量优良与否直接的、外在的体现。以树皮入药的皮类药材，以皮厚油性足者为最佳。清宫遗留的肉桂盛放在长方形的锡盒中，盒内放置有带孔的屉板，百年以来，肉桂不断渗出浓稠的黑油透过屉板上的孔流入盒底。以根茎入药的药材，讲求根茎肥大粗壮。清宫的黄连不仅粗大如成年男性手指，而且根条完整，形状独特似鸡爪。种子类的药材，如缩砂等则要求个头均匀，粒粒种仁饱满。

进入清宫的药材，除了品质无可挑剔外，在包装上也是极尽巧思，从麝香的包装便可见一斑。

清宫所用的麝香包装共三层。最外层是长方形木箱，箱上拴小木牌，上书"麝香二银瓶"。中层是长方形提箱，箱内外均裱糊黄色绫子。箱子用黄包袱皮包裹。箱盖设计成抽拉式。提起抽拉盖，首先看见的是一层黄绫面挡板，移开挡板，可见箱内依银瓶大小挖有两个凹槽，槽内放置用黄纸包裹着的银瓶。最里层是装有麝香的银瓶。麝香包装从里到外，以明黄

1　[清] 昆冈等编纂：《钦定大清会典事例》卷一一〇五，光绪二十五年，石印本。
2　中国第一历史档案馆、香港中文大学文物馆合编：《清宫内务府造办处档案总汇》第55册，第102～103页，人民出版社，2005年。

色铺满眼帘，表明为皇家独享之物。药品不同于其他贡品，首先注重的是保证药效，包装时选择密闭性较好的银瓶，确保药物不受潮霉变。在此前提下，讲求安全、美观也很必要。箱内随包装物的形体挖槽，药瓶卧在其中，外加垫有棉花的挡板，再经前脸抽拉盖的挤压，重重呵护，保证药物万无一失。

匠心独具的中成药

中药药材经过炮制后，就成为中成药。按剂型划分，清宫所用的中成药大致有丸、散、膏、丹、锭几种。丸药有蜡丸和水蜜丸之分。白凤丸、至宝宁坤丸、三黄宝蜡丸、黎峒丸等属于蜡丸。六味地黄丸、朱砂安神丸等属于水蜜丸。散药有如意金黄散、七厘散等。膏药有启脾益寿膏、梨膏、疏风活络膏等。丹药有平安丹等。锭剂药有紫金锭、万应锭等。

丸、散、膏、丹等剂型比较常见，而紫金锭这种清宫中比较有特色的药品在今天几乎绝迹。锭子药是将药物研成细粉，然后添加适当的粘合剂制成规定的形状。清宫里的锭子药，有的是简单的光素纺锤形、圆柱形；有的利用模具，制成桃、萝卜、轮等形状；有的则做成饰品，比如朝珠、念珠、佩饰等。

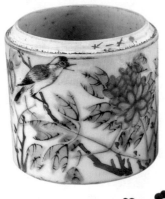
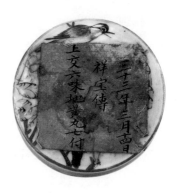

六味地黄丸
故宫博物院藏

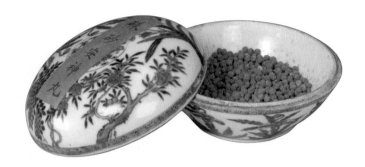

朱砂安神丸
故宫博物院藏

锭子药的四种装饰手法：

1. 雕刻鹤纹、凤纹等图案，并配以翠珠、丝结、丝穗。

2. 点翠。把药锭做成圆形或橄榄形，在药锭表面点翠，最后配以丝穗。

3. 把药锭做成寿字纹圆珠，打眼后，连缀成朝珠、念珠等。圆珠有是药锭本色，有的彩画处理。

4. 螺钿镶嵌。比如，嵌螺钿大喜纹葫芦式紫金锭佩，是在葫芦形药锭上，用螺钿镶嵌"大喜"字样。嵌螺钿长方紫金锭佩，则在药锭中心开光处，镶嵌出人物或动物图案，然后对其彩画。

品类多样的外来药物

有清一代的中外交往活动频繁而形式多样，宫中贮藏药材中，还有不少"舶来品"。这些外来的药物主要有两种，一种是对清称臣之藩属国，如琉球、安南、朝鲜、暹罗等，定期向朝廷纳贡，

> **延伸阅读**
>
> 一般每年端午节前，造办处"锭子药作"照例制造一批防暑的锭子药，主要有：紫金锭、蟾酥锭、离宫锭、盐水锭，还有避暑香珠、大黄扇器等等。夏季里在身上荷包或香袋里装少量这类锭子药以备不时之需。
>
> ——朱家溍：《清代皇帝怎样避暑》，载《故宫退食录》（上册），紫禁城出版社 2009 年。

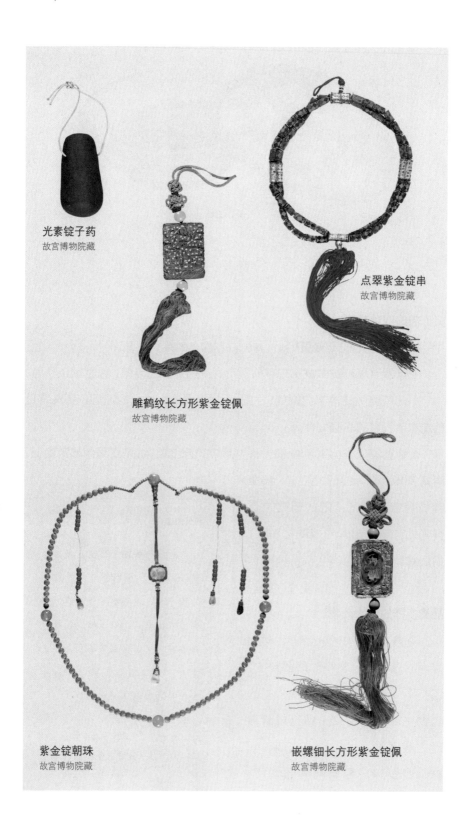

光素锭子药
故宫博物院藏

雕鹤纹长方形紫金锭佩
故宫博物院藏

点翠紫金锭串
故宫博物院藏

紫金锭朝珠
故宫博物院藏

嵌螺钿长方形紫金锭佩
故宫博物院藏

贡物中有硫磺、儿茶皮等药材及各种香药。另一种是各种西洋药。西洋药物通过使团或组织馈赠、臣工进献、传教士进呈等几种途径进入宫中。故宫现存的西洋药物，有植物药材西白嘎瓜纳、西洋缠果等；矿物药材昂地莫牛等；动物药材各种动物宝等。当然数量最多的是各种药露，如，巴尔撒末油、薄荷油、檀香油、丁香油、多尔门的那油、水安息油、琥珀油、冰片油等。

药具琳琅

"工欲善其事，必先利其器"。治病的全过程中，哪个环节都少不了各种医药用具。清宫遗存的药具主要有石、银、铜、瓷、木、砂、玻璃等材质，如果按用途划分，则有如下几种：

制药用具

制药过程中使用的药具主要有筛子、笸箩、药刀、铡刀、剪子、药碾、石磨、杵臼、乳钵、药锅、药铫、煎药记名牌、药模子、药名戳、印刷仿单的雕板等。

其中，有些药具是清宫特有的，如煎药记名牌[1]。煎药记名牌有银质和骨质两种，均为长方形，其上书写所煎药剂的名称。骨质记名牌上尚留有"疏风清上沐方"、"□□洗药方"的墨书字样。用完后把牌子擦拭干净，以备下次再用，一块牌子可反复多次使用。牌子一端有孔，穿上绳子后，可拴在药具上。银质记名牌同时还能起到试毒牌的作用。

---

[1] 为帝后呈进汤药要遵守相应的则例。如：雍正七年（1729年）十二月初十日，雍正帝告诫御药房首领，药物关系重大，以后凡是给妃、嫔等送药，银瓶上必须用牌子标记。（见［清］鄂尔泰、张廷玉编纂：《国朝宫史》卷三，北京古籍出版社，1987年。）煎药记名牌是则例的实物体现，相对抽象的则例，通过煎药记名牌瞬间具象了。

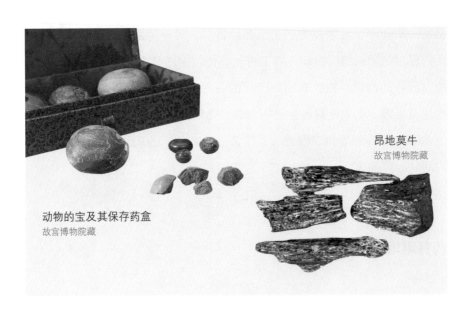

昂地莫牛
故宫博物院藏

动物的宝及其保存药盒
故宫博物院藏

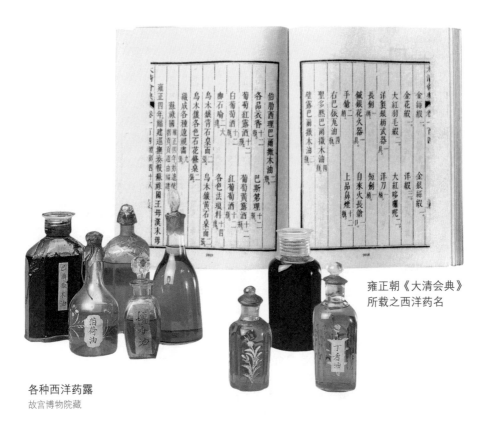

各种西洋药露
故宫博物院藏

雍正朝《大清会典》
所载之西洋药名

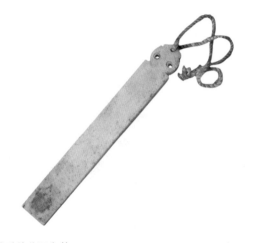

骨质煎药记名牌
故宫博物院藏

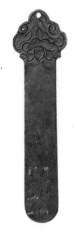

银质煎药记名牌
故宫博物院藏

盛药用具

盛药用具的规格形制，因其用途而大不相同。主要有大小黑漆硬木药柜、木箱，木匣、各种瓷罐、瓷盒、玻璃瓶、银盒、银碗、银盘、银背壶、大布药袋等。

诊疗用具

诊疗用具包括艾绒卷、按摩器、熏蒸器、血压表、体温计、眼科手术器械、牙科器械、开口器、开鼻器等。

需要说明的是，诊疗用具数量极其有限。因为内服或外用的药物疗法是清宫中最主要的治疗方法。因此，制药与盛药用具的数量占大多数的现象也就不足为奇了。在此，从为数不多的治疗用具中择取熏眼银药锅为例，以飨读者。

熏眼银药锅，通高31厘米，锅高7.5厘米，直径14厘米，由上下两部分组成。下半部分是银药锅。上半部分以楠木制成，中空，内镶银皮，一端开圆口，一端开橄榄形口。口圆的一端覆盖在银锅上。使用方法是，把熬制好的药液趁热放入锅中，然后套住上半部分，再将眼睛对着出蒸汽

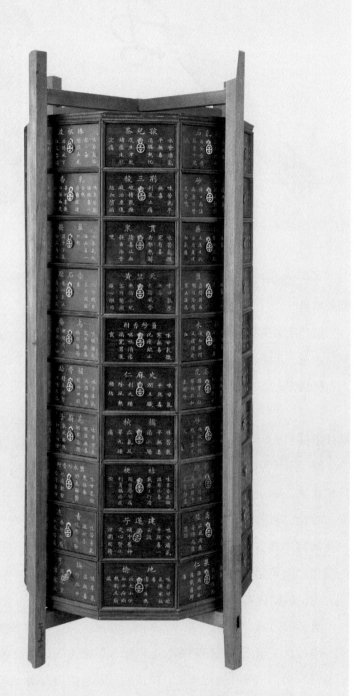

硬木药柜
故宫博物院藏

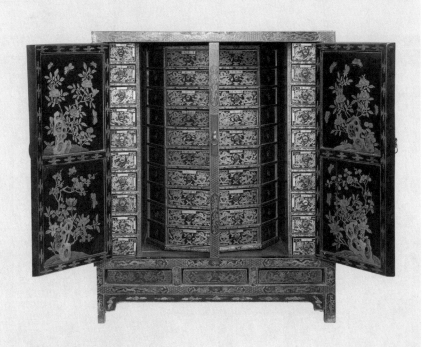

黑漆描金云龙纹药柜
故宫博物院藏

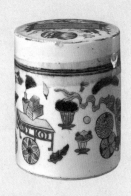

盛放七厘散的瓷盒
故宫博物院藏

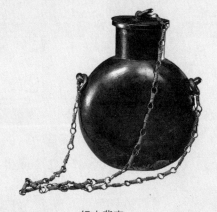

银小背壶
故宫博物院藏

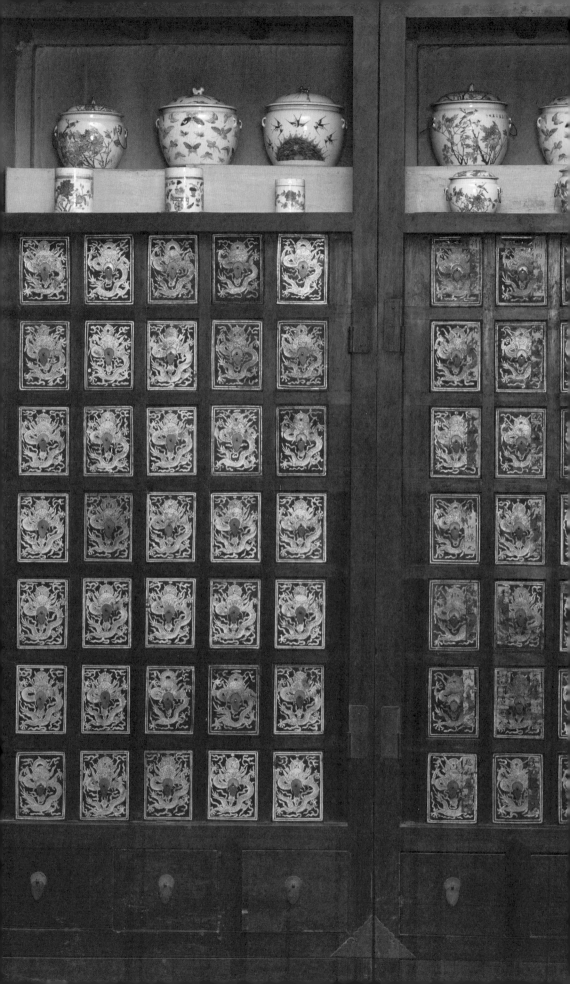

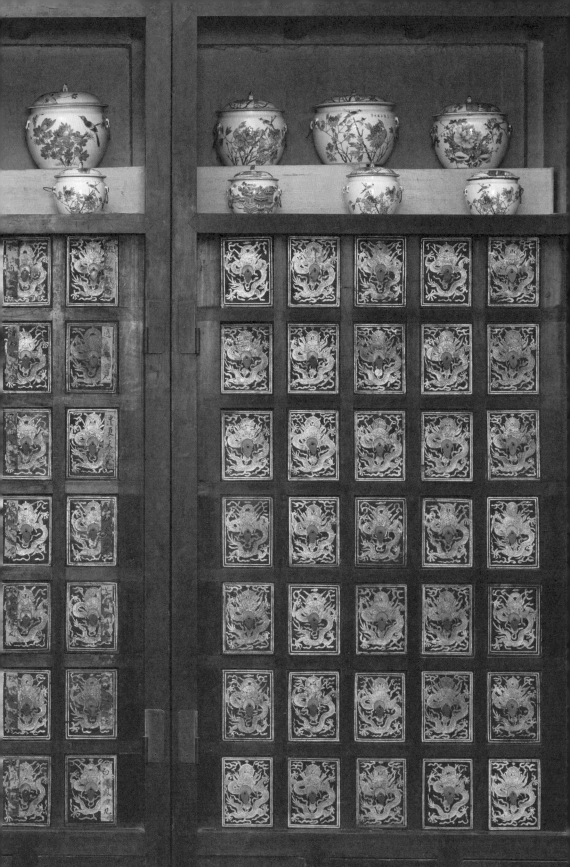

药柜、药盒、药罐
故宫博物院藏

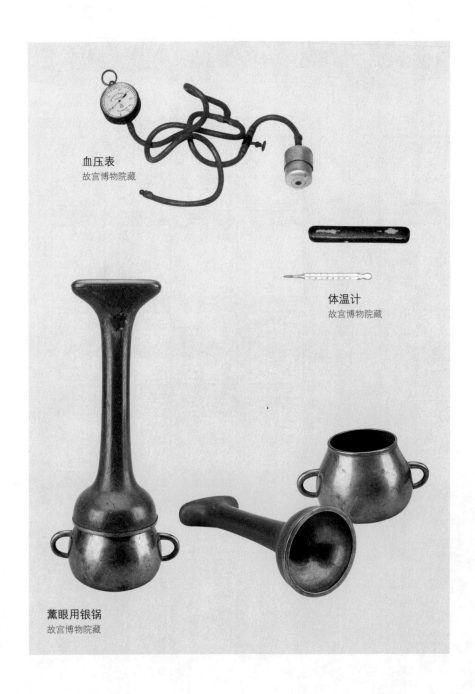

血压表
故宫博物院藏

体温计
故宫博物院藏

薰眼用银锅
故宫博物院藏

的橄榄形口熏蒸。熏一会，停一会，不能持续熏蒸，否则会灼伤眼睛。熏到不太热，没有蒸汽出来时，可以趁着药液微热，用事先在药液中浸煮过的清洁蚕丝蘸药液洗拭患眼。

教学用具

教学用具是指用于医学教育的多种人体解剖模型、针灸铜人等器具。

清宫药具中银器和瓷器占有较大的比例，这不是偶然的，因为银器和瓷器都具有化学成分稳定、不容易和药物成分发生化学反应的特性，正因此，中医有"银为上，瓷次之"的说法。此外，清宫之所以大量使用银质药具，还有一个重要原因，就是沿用传统的看法——银器可以试毒。

药具是清宫诸多生活用具中的一种，这就决定了其不可能像其他陈设工艺品那样光鲜夺目。即便如此，还是可以从用料、纹饰、造型等方面体现出宫廷特色。就用料而言，除金器、大量银器外，还有一些珍贵材料，如玛瑙、犀角、象牙、珊瑚、水晶等制作的药具；就纹饰而言，有的药盒上錾刻着龙纹，有的药盒盖上雕镂寿字，而石杵臼的器身上环绕一圈工整的卍字纹。就造型而言，有的药盒、药罐在精心设计后，被制作成仿生形状，如桃式盒、瓜棱形盖罐等。

康熙和光绪时期出现了西洋医学传入的两次高潮，反映到清宫药具上就是出现了一些西洋药具和诊疗用具。这些用具在宫中使用的范围有多广，现在不敢妄加臆断，但与之对应的西洋医学在宫中得以传播却是不争的事实。

档案溯源

形形色色的医事活动都有专门的档案将其记录留存，看到它们，就好像能回到"事发现场"一般。下面择要将其分类介绍。

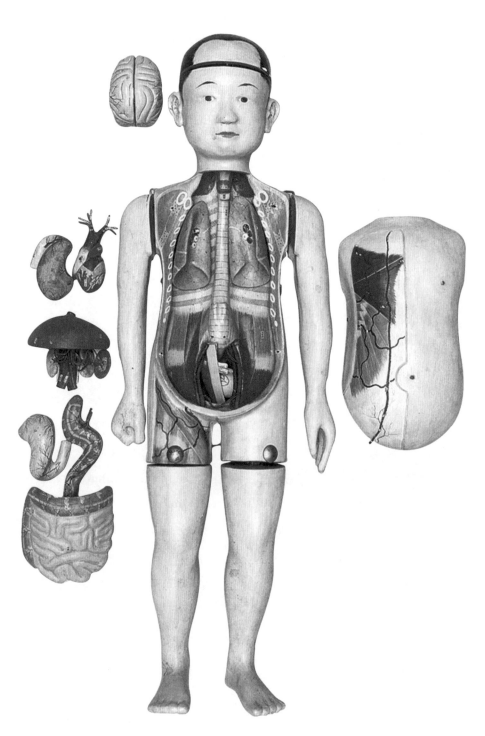

女性人体解剖模型
故宫博物院藏

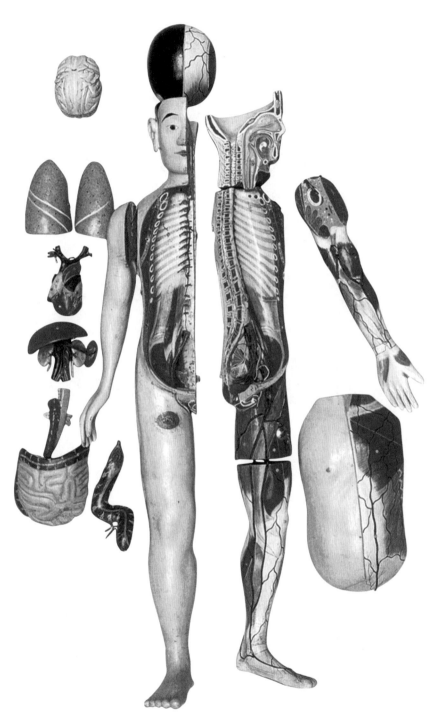

男性解剖人体模型
故宫博物院藏

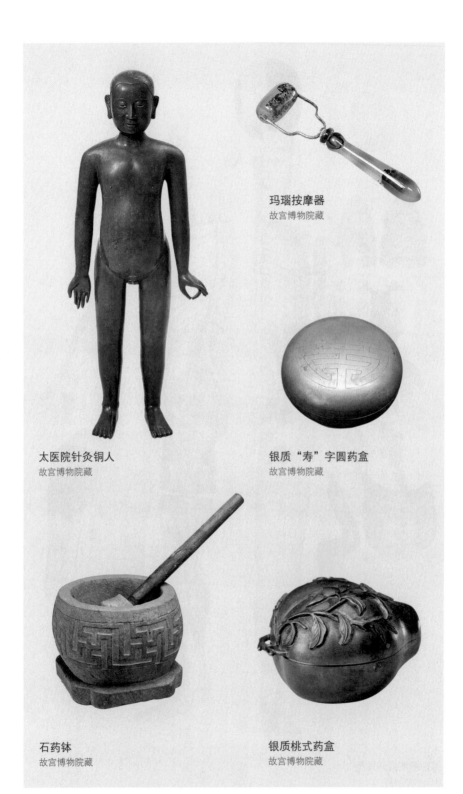

玛瑙按摩器
故宫博物院藏

太医院针灸铜人
故宫博物院藏

银质"寿"字圆药盒
故宫博物院藏

石药钵
故宫博物院藏

银质桃式药盒
故宫博物院藏

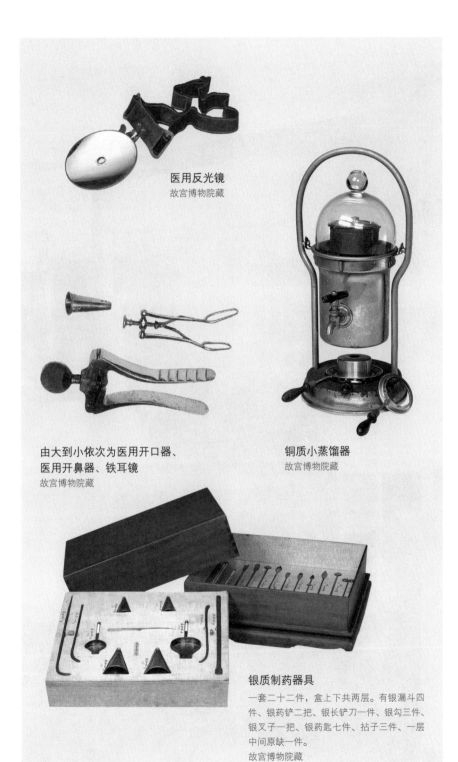

医用反光镜
故宫博物院藏

由大到小依次为医用开口器、
医用开鼻器、铁耳镜
故宫博物院藏

铜质小蒸馏器
故宫博物院藏

银质制药器具

一套二十二件，盒上下共两层。有银漏斗四件、银药铲二把、银长铲刀一件、银勾三件、银叉子一把、银药匙七件、拈子三件、一层中间原缺一件。
故宫博物院藏

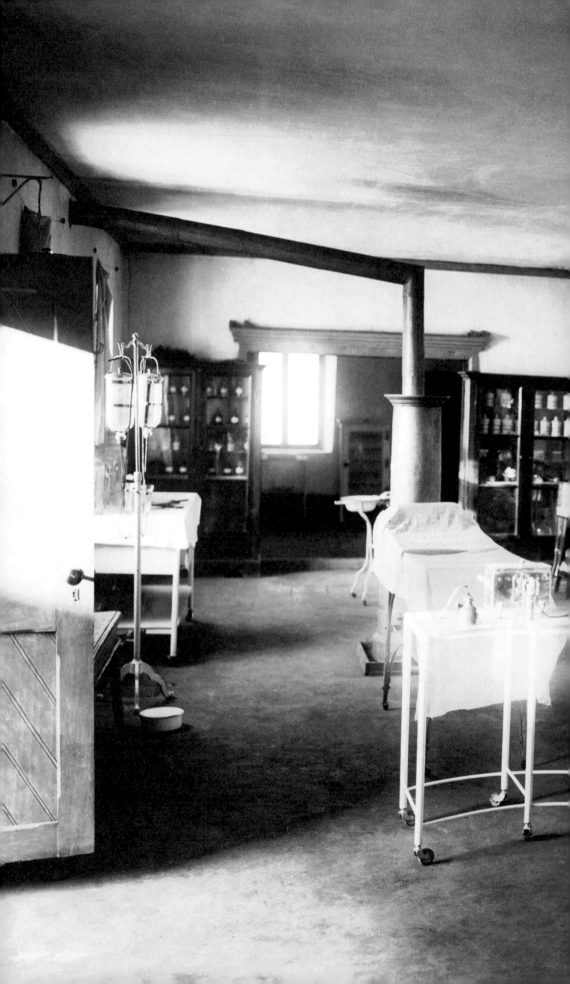

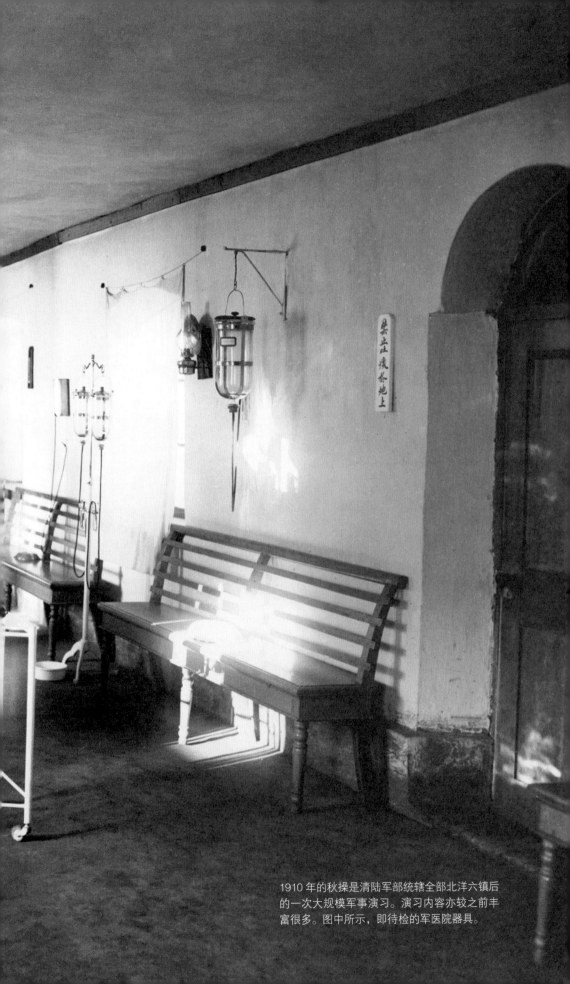

禁止在疾茶地上

1910年的秋操是清陆军部统辖全部北洋六镇后的一次大规模军事演习。演习内容亦较之前丰富很多。图中所示，即待检的军医院器具。

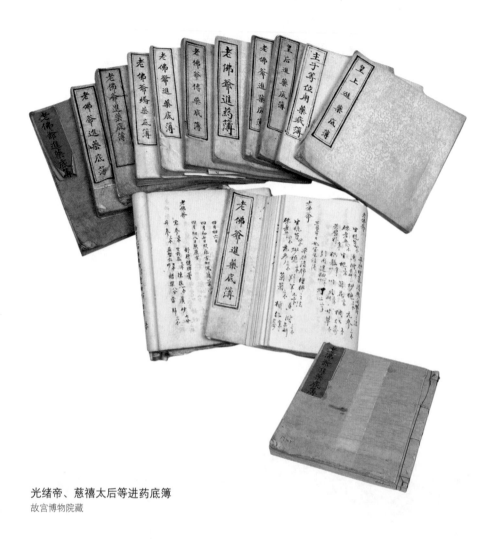

光绪帝、慈禧太后等进药底簿
故宫博物院藏

各种《进（用）药底簿》或《用药账》

太医院医官或应召进宫医生在清宫中的诊疗情况都记录在案，这些记载的呈现方式是多样的。其中最主要的是皇帝、皇后、妃嫔、皇子、公主、太监、宫女等人的《进（用）药底簿》或《用药账》。《进（用）药底簿》或《用药账》中包括诊治日期、医生姓名、病患的脉证病情、处方用药情况等内容。有的病患设有个人单独的簿册，如《皇上进药底簿》、《老佛爷进药底簿》、《皇后进药底簿》、《总管用药簿》。有的则不立个人专册，而是以若干人共为一册，如《主子等位用药底簿》。

记载药物使用情况的各种账簿

清宫所用的每种药物的品名、数量，以及使用情况都有详细登录，从而形成了专项簿册，如《麝香鹿茸犀角等药底账》、《蜡皮丸药底账》、《御制平安丹等药底账》、《各种膏药底账》、《上交茯苓底簿》等。在《上交茯苓底簿》中，记录了光绪八年八、九月茯苓的使用情况：八月二十九日，药房剖开茯苓一个，净得头等茯苓三包，重七斤三两；赤苓二包，重三斤十二两；茯苓皮二包，重一斤九两；茯苓渣一包，重十二两。本日用茯苓、赤苓各八两。九月十三日、二十八日、十月十九日每日又分别用茯苓八两。药物使用管理之完备由此可见一斑。

载录外买药物的各种簿册

尽管有各省"岁解药材本色和折色"制度、御药房修合、同仁堂供奉等途径保障清宫用药材和成药的充盈，但宫中个别药品难免有不敷应用之时，解决燃眉之急的最有效措施就是从宫外购买。外买药材、成药的相关情况，就载录在《传药底簿》等簿册中。

记录药品赏赐情况的各种簿册

清宫药物向来被视为尚方珍药，臣工则把蒙赐的药品作为圣药。正因此，皇帝时常赏赐各种药品，以通上下之情。赏赐药品的情况就见诸于《上传交存外赏底簿》等簿册中。

收录各药房药具情况的各种账簿

清宫药具管理的一个主要手段是实行药具登记制度。具体地讲，就是以药房为单位，每年对所有药具进行一次清查，然后建立一本账簿。通过光绪二十六年《药房金银玉铜锡瓷器账》可知，登记是按药具的材质分门别类进行的，比如金器、银器、玉器、铜器、瓷器、玻璃器等。由于金、银可以作为通货使用，为防止其被偷梁换柱，因此对它们的登记尤为详尽，除名称、件数外，重量也成为其中不可或缺的一项重要内容，甚至有些金器的成色也

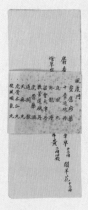
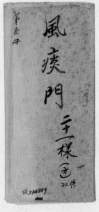

"风痰门"药方

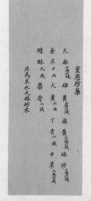
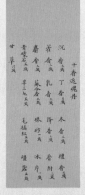
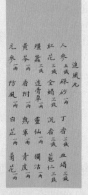

"风痰门"药方

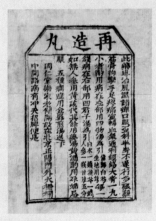

同仁堂再造丸仿单

登记在册。此外，还有记载太医院所存医书名录的《上交医书底账》等簿册。

药方稽古

故宫博物院所藏的药方有两大类。一类是太医院医官给帝后妃嫔或其他人诊视后开具的药方，比如，光绪帝药方、慈禧太后药方、隆裕皇后药方、瑾妃、珍妃、敬懿皇贵妃、荣惠皇贵妃等妃嫔药方、包括李连英在内的总管等药方。这种药方通常工整地誊写在黄、红笺纸上，有相对固定的格式，书写笔法敬慎非常。

另一类药方是风痰门、痰嗽门、燥火门、伤寒门、暑湿门、脾胃门、泻痢门、补益门、眼科门、痰症门等各门类下若干种丸、散、膏、丹的配方。

这些宫廷中的药方集纳了御医们的智慧，是其行医经验的结晶，也可从一定程度上反映有清一代宫廷医学的发展水平。

仿单传讯

仿单是一种说明书，作用类似于今天的广告，介绍的内容主要有两个方面。就药铺而言，包括其历史、地址、经营范围、特色药品等；就药品而言，主要介绍其性质、功效、用法等。

清宫遗留的仿单既有御制藿香正气丸仿单、御制太乙紫金锭仿单等御制药品仿单；又有众多民间药铺仿单。这些仿单有的如今仍随药品存放在一起，北京同仁堂的再造丸、广州敬修堂和贵宁堂的妇科药白凤丸和至宝宁坤丸等。大部分则是药品已不存，空留仿单在。仿单是药品不可或缺的附件，从这个角度上讲，有一种仿单就意味着与之对应的一种药在宫中出现过。通过现存的几百种药品仿单可以推知，曾有哪些民间药铺的产品有幸进宫。随着时间的流逝，这些民间药铺大多不复存在。如今探寻这些药铺及其药品，仿单无疑是最直接、可信的依据和资料。

青史留痕

通过上述介绍，您是否已意识到清宫医学文物的价值不可小觑？下面的史事会进一步证明这一点。

庚子之变后，两宫西狩是中国近代史上的一件大事。这一过程中曾发生哪些重要的医事活动？通过官书记载，结合故宫博物院所藏账簿、药具等便不难解答。

档案显示，两宫仓促离京时，所携带药品有限。几天后，光绪二十六年（1900 年）七月二十八日即购买成药七种：木香槟榔丸三两，香砂养胃丸三两，胃苓丸二两，藿香正气丸十丸，参苏理肺丸三两，附子理中丸十丸，二母宁嗽丸二十丸[1]。这些药显然是杯水车薪。所以，八月初六日，两宫谕"内务府大臣怀塔布、世续，即著迅赴行在，并著传知太医院庄守和、杨际和、张仲元、范绍相、全顺等多备药品，由怀塔布等一并督率前来，毋再迟延"[2]。谕旨发出的第二天，太医院官员就办买人参五支，以及正江膏、追风膏等三种膏药。成药十三种：胃苓丸三两、牛黄清心丸十丸、活络丹十丸、抱龙丸十丸、苏合丸十丸、香连丸三两、越鞠保和丸三两……[3]。

怀塔布带去的药，不久即告罄。两宫在太原期间，又先后两次外买药品。一次在八月十九日，买成药五种：活络丹十丸、抱龙丸十丸、苏合丸十丸、参茸卫生丸四丸、再造丸六丸。八月二十日，又买成药一三种：清肺抑火化痰丸四两、通宣理肺丸二十丸、礞石滚痰丸八两、大健脾丸十两、当归龙荟丸八两、梅苏丸四两、附子理中丸八两、参苓白术丸十六两、人参健脾丸一百二十丸、开胃健脾丸十二两、理气健脾丸十二两、痧气灵丹十瓶、灵宝如意丹五钱[4]。

宫中遗存仿单证实，其中的一些药，如人参健脾丸、胃苓丸等是位于太原鼓楼前帽儿巷的体延堂所造。这些药有的并未用完，两宫回銮时，带回宫中。

如同其他贡品一样，进贡道地药材也是"孝敬"皇帝的一种表现。既然如此，朝廷在何处，官员就会追随而至，呈献药材。两宫逃亡到西安，

1　故宫博物院药材药具库藏档案，册页封面上无题名。

2　《大清德宗景皇帝实录》卷四六八，中华书局，1987 年。

3　故宫博物院药材药具库藏档案，册页封面上无题名。

4　故宫博物院药材药具库藏档案，册页封面上无题名。

各省所贡药材也陆续送进行宫。如光绪二十七年（1901年）四月，四川总督奎俊送进包括川连、郁金、菖蒲、五加皮、仙茅、贝母、附子、石斛、牛膝、杜仲、川芎在内的十一种四川道地药材。这些药材，在两宫回銮时亦随驾进宫，以"由西安随来各种药"的名目，登记造册[1]。不仅外地官员将药材恭敬地送到西安，西安本地人士也踊跃进献。药材药具库所藏《药味底账》中记载，光绪二十六年十一月二十四日，邵积城进雄黄一大匣。光绪二十七年六月初六日，丁振铎进雄黄五匣。

在西安居留期间，药具不敷使用，曾购买了一批西安当地所造的药具，银喷壶便是其中之一。喷壶高21.5厘米，底径5.8厘米，圈足外侧有款识："光绪辛丑年西安省自造 足纹二两平重十一两八钱二分"。银切药刀是西安制作的又一件药具。刀长18.5厘米，宽8.5厘米。刀床上有款识："光绪辛丑年西安省造 重八两零六分"。

光绪二十七年，两宫回銮途中，又根据需要不断购买药物。以九月为例，初二日，买茵陈四两、枇杷叶二两；初八日，买枇杷叶二两；十七日，买党参十一两、薏米二两、陈皮四两、前胡二两、当归四两、枇杷叶二两、麦冬八两、竹茹一斤、白芍四两等[2]。

以上所援引的材料中，除《大清德宗景皇帝实录》外，其余均为故宫博物院药材药具库所藏。倘若不借助这些医学文物，我们对于光绪帝和慈禧太后这次"西行之旅"的了解，或许也无法如此具体、生动。

总之，清宫医学文物是故宫博物院藏品中重要而富有特色的门类，是宝贵的文化遗产。就学术研究而言，清宫医学文物是研究医学史、宫廷史、中外文化交流史的第一手资料，一定程度上可以弥补历史文献记载之不足。对于祖国医学教育来说，清宫医学文物的充分利用，有事半功倍的效果。医学文物可以较直观地再现历史，从而使医学教育变得极具吸引力、说服力和感染力，使人不由自主地产生身临其境之感，仿佛置身于中国传统文化的历史长河中。

1　故宫博物院药材药具库藏档案：《光绪二十七年十一月二十八日随来各种药味底帐》。
2　故宫博物院药材药具库藏档案：《光绪二十七年日用杂项账》。

延伸阅读

清宫里的膏药

关雪玲

提起膏药，人们一定不会感到陌生，或许还能说出一些膏药的名称，如麝香虎骨膏、伤风止痛膏、狗皮膏等。但是我们现在使用的膏药与传统膏药还是有一定区别的。这种区别不是在功效方面，而是在剂型上。现在所用的膏药是传统膏药的革新剂型，更具有使用方便、粘性大、不污染衣服等优点。

那么早先的传统膏药究竟是什么样子呢？我们不妨略做释义。膏药是中医外用药的一种，最常用的是黑膏药。它用植物油或动物油加药物熬炼而成，摊在布、绸、纸、皮等材料上使用。膏药在常温时呈固体状态，使用时加热至微熔，贴敷在病灶处。现在，故宫博物院仍收藏有几贴清宫遗留的膏药及一些相关材料。

膏药共三贴，名为"一贴膏"，是北京鹤龄堂药铺的产品。其中一贴的摊膏材料是狗皮，另外两贴摊在蓝色棉布上，布背面裱糊白绵纸，纸上盖有两方图章。葫芦形印文是"一贴膏"，长方形印文字数较多："鹤龄堂，开设在京都齐化门外鸡市口内路东，认红字冲天招牌便是，庶不致误。"

有关鹤龄堂及其"一贴膏"的情况，随药附带的乙张仿单——木版印刷广告一一作了交代。其中一张全文如下：

本堂发兑各省上品地道生熟药材。尊古炮制汤剂、饮片，诸门应症丸、散、膏、丹。独门秘授仙传一贴膏、神仙金不换膏，各种膏药精制与众不

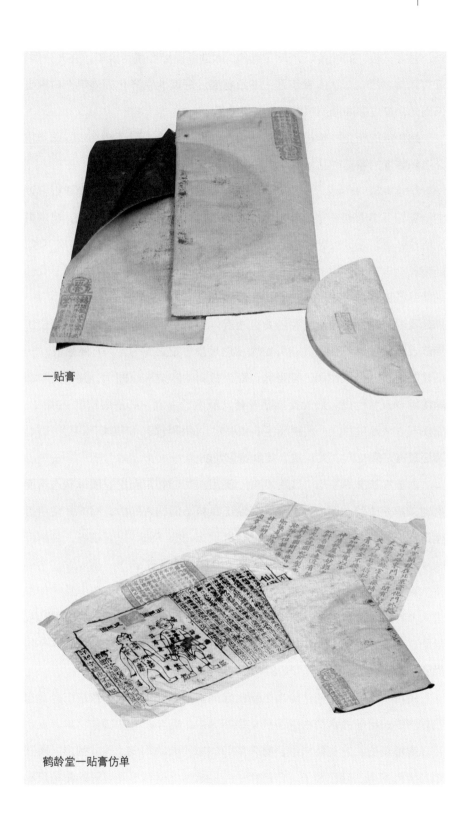

一贴膏

鹤龄堂一贴膏仿单

同，对症其验，如神各以，天下驰名。本堂开设迄今贰百余年，并无分号。近有假冒名目，详认本堂字号，不致有误。开设北京齐化门外鸡市口内坐东向西，有红字冲天招牌便是，庶不致误。

鹤龄堂的历史、地址、经营范围、特色药品等一目了然。广告重点推介了鹤龄堂的拳头产品之一，就是本文中的"一贴膏"。

"一贴膏"有什么功效，都能治哪些疾病？在一张说明书上有详细记述它治男妇五劳七伤，诸虚百损，跌打损伤，骨断筋折，闪腰岔气，风寒暑热所致痉挛、胃痛、腰背酸痛、脚膝软弱、步履艰难、麻木不仁、瘫痪不遂、鹤膝风症等。此外更能固精壮阳，治男性梦遗滑泄，下寒病气。对于女性则能调经暖宫，消瘀血，治崩漏，止赤白带下。

我们知道，膏药是利用药力直透人体经络系统而收到疗效，所以要想使药效最理想，针对不同病症，贴敷部位是有一定之规的。为方便患者，"一贴膏"附有一张穴位图，把身体正面、背面的穴位加以图示，并有文字指导使用：五劳七伤、筋骨疼痛贴膏肓穴及两肾俞穴，脚膝酸软贴三里穴；瘫痪不遂贴两肩井穴，鹤膝风症贴膝眼穴，固精壮阳、下寒病气贴关元穴，调经暖宫贴阴交穴、关元穴。其余随患处贴。

由于鹤龄堂的膏药"其效如神、屡试屡验、妙难尽述"，所以有人希图财利，冒充鹤龄堂图记，所制膏药偷工减料不但误人病症，对鹤龄堂声誉也造成损害。鉴于此，鹤龄堂特地随药附加仿票下张，以正视听。并提醒顾客认明本堂图章：圆形"鹤龄堂记"和方形"图书"。

鹤龄堂膏药是否像药铺自夸的那样神奇，现在实难考证。但从它能够进入个宫廷的事实来看，其口碑应该不错。因为清代宫廷用药有严格的限定，除同仁堂外，其他民间药铺的成药是很难进入宫中的。鹤龄堂膏药这个特例的出现，只能解释为其疗效独特，同类药品无法替代。

清宫帝后所用膏药，除极个别出自民间药铺外，绝大多数是御药房自己熬制的。目前故宫博物院医药文物库房中，仍存有一些膏药材料，从中可以管窥见豹。这些材料中，有未裁剪成形的大块狗皮，剪成圆形、椭圆形的蓝色棉布、蓝色绸子、白色绸子、乌纸等。还有不同型号的膏药尺码

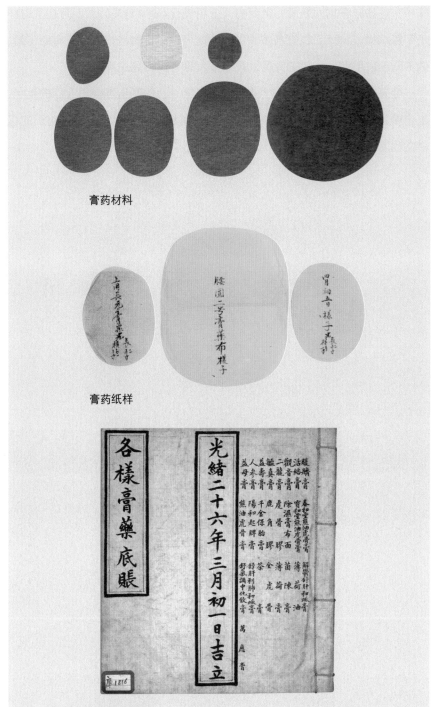

膏药材料

膏药纸样

各种膏药底账

样子，这些样子均为纸质，上面有"上用长元（圆）膏药"、"四月初五日样子"等字样，且标明长、宽各多少寸。由此可以印证御药房制药是有章可循。像不同部位用何种材料的膏药、尺寸多大等等，均马虎不得。

今天传统膏药作为中医学的宝贵遗产之一，已经逐渐淡出人们的生活，笔者希冀通过这篇短文除了给人们平添一些趣味外，也能引发出对旧时风俗文化的些许回忆。

从一张"龟龄集"仿单
看"御用圣药"的流变轨迹

郗效

度藏于深宫药库、见诸于脉案记载的
种种御用药品历来显得很神秘，
即使在医学发达的今天，依然对追求健康生活的人们充满吸引力。
"御药"是如何研制而成，通过何种途径进宫？
除了供应皇室成员、缙绅显贵之外，是否还有其他的用途？
在王朝统治结束之后，又流向了何处？
解答这些疑问，或许可从药品的"说明书"中找到些许线索……

　　研究清代宫廷医学，文物具有不可替代的作用，人们可以通过它来探究其"背后的故事"。仿单是众多医学文物中的一个品类。一些药铺为扩大宣传效果，在药包上常覆盖一个经由木刻版印制的纸制药品介绍，当时称做"仿单"，是一种说明书，同时也兼具广告性质。其内容包括药铺的历史、地址、经营范围、特色药品等；还有介绍药品性质、功效、用法等，不仅富含许多中医药知识，亦携带多种历史讯息。

　　北京中医药大学中医药博物馆收藏有一张"龟龄集"仿单，左上角写有"晋谷恒和玉"字样，即此药物的生产厂家。[1]中国传统中医讲究理法方药，用药配伍，一般的中药说明书会清楚地列出各种药材的用药配方。然而，在这份龟龄集的说明书上却找不到这样的内容，可能是秘方的缘故，只模糊写出"此丹按周天度数二十八宿和制，药品借日月之精华，聚五气以炼成"等字眼，与广誉远龟龄集的仿单中"三才五行、二十八宿"

1　龟龄集日益成名之后，除广誉远药店的前身"广升远"、"广升誉"、"广源兴"等药店在生产外，太谷大部分的药材本行业也都加入了生产龟龄集的队伍，就连许多票号也纷纷开设作坊生产龟龄集，但因没有得到真传，所以质量和制药工艺水平也都良莠不齐，此张仿单便是其中之一。

等内容亦有所不同，可见商家还是巧妙地在这张仿单上做了小小的手脚。此外，在这张仿单正中黑体字"恒和玉炉火龟龄集"的下边，有三个突出的红色的"龟龄丹"字样，是浮在仿单的治法、病例、功能主治、服法、用法等文字上面的，这也是有意与各家生产的龟龄集相区别，透露出商家的雕虫小计。仿单的右上角有一个寿星图样，旁边文字为寿星商标，上面写有"补益正品"四个字，这也是一个防伪标志。仿单上部写有"此药出售已久，远近驰名，用治各症，无不神效……"，带着浓浓的广告意味。

可以说，仿单是药品不可或缺的附件，同时也是让大众信赖的重要形式，随着地方向朝廷进贡药品，仿单也就流入宫中了。

龟龄集的产生就带有浓郁的皇家色彩，据《山西通志》载，公元1522

龟龄集仿单

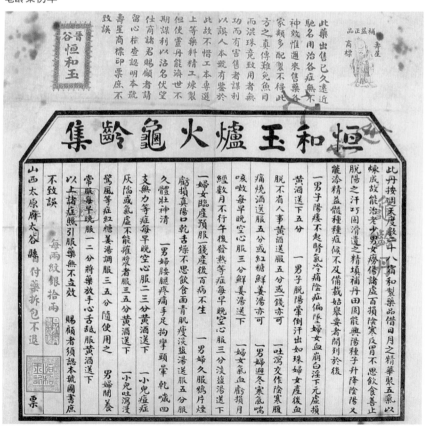

年,嘉靖帝朱厚熜十五岁登基,在位四十五年(时间之长仅次于其孙万历)。这位少年亲政的皇帝自幼体弱多病,同时又特别敏感,是个高度自私、以自我为中心的人,对大臣、妃嫔,没有任何体谅。他崇尚道教,并迷信丹药方术,由于吃多了丹药,二十九岁时竟卧床不起,不能生育。为了延续皇室血脉,嘉靖帝下诏广征医方。

当时的著名方士邵之节和陶仲文,以《云笈七签》中的老君益寿散为基础,在众多滋补药品中,取长补短,加以增删,"炉鼎升炼",制成了"仙丹",再将其溶解于适当比例的白酒之中。据说,嘉靖帝服用了这种"仙丹药酒"后,身体一天天强健,到了嘉靖十五年(1536 年)终于喜得贵子,欣喜之余,便把此种丹药和药酒奉为"御用圣药",并赐名"龟龄集",寓意服用之后可与神龟同寿。

经中医专家解读,龟龄集的核心理论是肾为先天之本。因为中医传统理论认为,人的生命来源于父母的精血,先天得来的元气藏于肾,它决定着一个人的生长、发育,是生命的原动力。肾的精气还可以补养骨骼,滋养大脑,具有强身健脑、延年益寿的功效。

龟龄集在宫廷中,受到明清两代皇帝的喜爱,他们不仅把它作为有助于生育的补药,还把它视为延年益寿的养生佳品。据《清宫医案研究》统计,从明嘉靖皇帝到清宣统皇帝,共有十八位皇帝将龟龄集奉为"秘享之宝、养生圣品",并从中深受其益。

在《清宫医案研究》中有这样的记载:"雍正八年六月初五日,张尔泰奉旨:你们药房及乾清宫、懋勤殿、雍和宫或有龟龄集药,或有龟龄集方查来朕览。钦此。查得药房有龟龄集方无药,雍和宫有龟龄集药两样,一样是有人参的,一样是无人参的,外有方一张,本日晚一并呈览。又奉旨:雍和宫原有龟龄酒,不知有无,若有,着取来,钦此。"雍正虽然政务繁忙,但对龟龄集却很重视,时常亲自过问龟龄集的炮制、储存、赏赐、修合等情况。

正是由于宫廷秘方被皇室所珍视,又特有一种神秘色彩,这类药品也成为皇帝对大臣的恩宠。在中国第一历史档案馆收藏的清宫档案中可以查阅到雍正八年，雍正皇帝派御医谢鹏到河南专门给田文镜带去四两龟龄集。雍正赏赐其他王公大臣的龟龄集一般都是几钱，而对田文镜一赏就是四两，可见对他格外信宠。

乾隆皇帝对龟龄集的推崇更甚于其皇父。他不仅自己几乎每日服用，也常常用来赏赐亲信大臣，以示恩宠。清宫档案中有"乾隆元年二月二十八日，赏内务府总管常明，龟龄集二两。"、"乾隆元年四月初七日起至十年六月初四日赏伯依勤慎，共用过龟龄集六两。赏乾清宫总管王太平，龟龄集五钱"的记载。可以说，龟龄集始于嘉靖，兴于雍正，盛于乾隆。

龟龄集的制作也有不平凡的渊源，与我国深厚的传统文化密不可分。其炼制过程充分体现了道家炼丹术中"天人合一"、"阴阳和合"等内容。药物均采用天然动植物，全方二十八味中药组成，象征二十八宿，其中天冬、地黄、人参象征三才。另外根据阴阳五行之说，药方中的药材，在颜色上五色俱全，在味道上五味俱全：如红色的枸杞、黑色的熟地黄、青色的石燕、黄色的天冬、白色的大青盐；陈醋的酸味、蜂蜜的甜味、大青盐的咸味、生姜的辣味、黄酒辛味和略带苦涩的味道。处方中还有大量珍贵药材，如鹿茸、海马、雀脑、淫羊藿、补骨脂、牛膝、穿山甲、石燕草等的应用，方剂配伍中将动静结合得极为精巧。制作技艺保留了"炉鼎升炼"等道家传统技艺，取材苛刻，炮制严谨复杂，仅红蜻蜓一味辅药，就需经煮、蒸、爆、土埋等多道工艺而完成。在制备过程中，制备工艺通过银器升炼，运用烧炭法、火燔法、水浴法等对药物炮制，直接应对五行生克制化以求润沁五脏。由此可见，"龟龄集"的制作过程，犹如古代中医丹药炮制方法的活标本，弥足珍贵。

那么，这个宫廷秘方又是怎样再度流入民间的呢？前面提到的方士陶仲文有个义子，原籍是山西太谷在邵、陶指导下为皇帝炼制龟龄集，为打发漫长的时间，口中常常默念秘方，无意间竟将秘方熟记于心。他告老还乡之后，就抄写了一份龟龄集秘方，自己在家炼制，不但自用，还馈赠亲友。后来，龟龄集处方辗转传入了广盛药店。

广盛药店是在明嘉靖年间开办的，历史上曾用过"广升远"、"广升誉"、

《本草品汇精要》中的一组插图演示了炮制丹药的过程和步骤

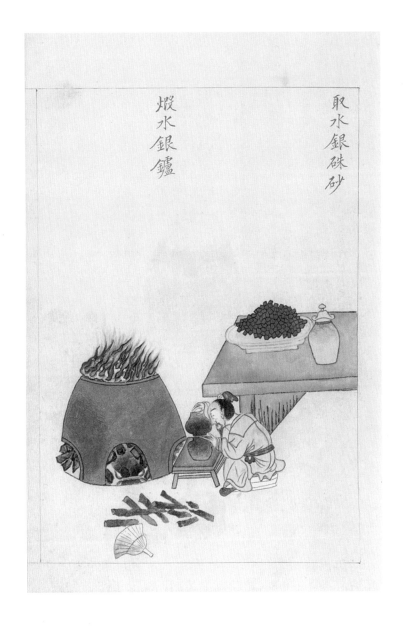

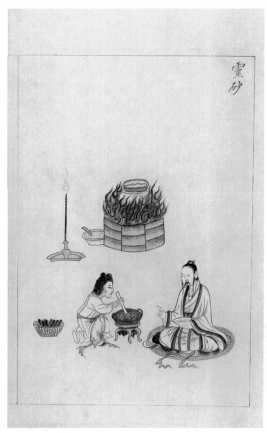
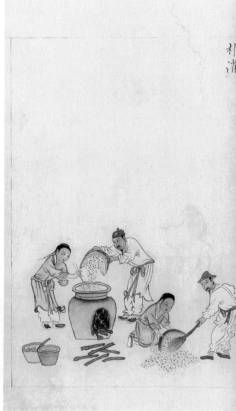

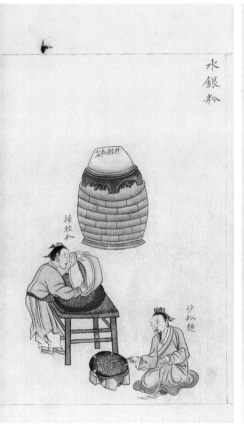

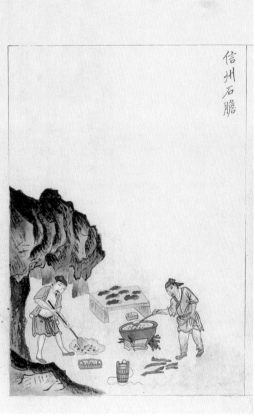

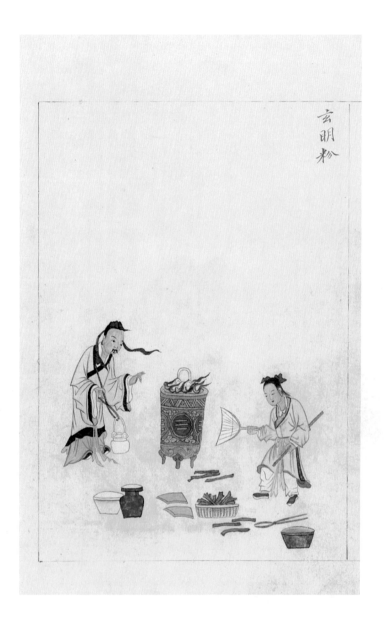

"延龄堂"、"广源兴"等多个字号。

　　龟龄集还曾多次参加国内外展览。1915 年参加当时农商部举办的"国货展览会",同年参加"巴拿马赛会",1919 年参加"山西省第一次实业展览会",1929 年参加"西湖博览会",均获得了很高的评价及奖状、奖章。建国后(1952 年),即被列为"国家保密品种",是中药四大保密品种之一。2008 年,龟龄集传统制作工艺被国务院列为"国家级非物质文化遗产"名录。

　　由此可看出,宫廷中的"圣药"、"秘方",实际存在一个来自民间,又回到民间的流变轨迹。它们集纳了民间医师、药剂研究者、手工业者的技术、智慧与经验,又糅合了宫廷医学实践中的精华。这既体现了中医文化与学术传承发展的一种方式,也从某个侧面展示了宫廷与民间文化的交流共融,其意义不仅止于医学范畴了。

人参"博物学"

蒋竹山

人参这种药材的"信息含量"可不仅与医疗有关，
从培植、采集、研制到售卖、服食，它联结了贵族与平民、医师与病人、中国与世界，
还糅杂了制度、权力和社会观念。
了解它在一个时代的"命运走向"，
就好似提取当时物质文化史中某个微小而精细的剖面。

人们对于某种药物的热衷，有时不能只从医疗的角度思考，还需考虑背后的社会文化因素，无论是 2003 年 SARS 爆发之时，还是近来人们面对 H7N9 病毒之际，板蓝根都十分抢手的现象即是例证之一。对于清代的"人参热"，亦是如此，人参在清代的发展历程中，国家权力扮演了最主要的角色。

"王气所钟"促发价格飙涨

清代的东北人参，民间又惯称为辽参。明中叶以前，辽参并非是最受欢迎的人参品牌，此时山西的上党人参的知名度更高。明末以后，随着女真族在此地区的开发及贸易经营，人参成为当时东亚边境间的交换贸易中数量最大宗的物品；除了政治的因素主导了这个商品的发展之外，原本排行第一的上党人参也因长期大量的开采，数量上已不敷市场的需求。当时许多笔记或文集中频频出现对辽参的赞美之词，例如最常见的说法就是人参会随着王气转移，所以辽参之所以是最好的人参，当然是因为东北是"王气所钟"——清王朝的发迹之地。这种观念与"上党为天下之脊，所以上

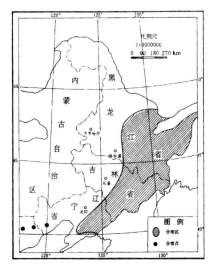
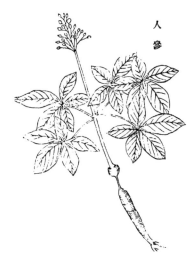

清代东北的人参产区分布图　　　　　　　《植物名实图考》中的人参

党人参冠天下"的说法如出一辙。这种文人笔记下的"王气所钟"或"地气所钟"的说法成功地塑造了人们对辽参的社会想象。

　　入关之后，清帝国对于人参的经营管理变得更为积极，从初期的八旗采参到乾隆朝官参局的设立，我们可以看到清政府逐渐将人参的生产及管理当作官僚体系运作的一部分。东北人参的采收虽然让清政府从中获取不少的利益，但我们也不要忽略每年承揽人参开采的官商、揽头、刨夫及参商们，藉由共同参与参务开采及贩卖形成的一种利益共同体。参商当然是这个群体中获益最大的团体，他们有的是单枪匹马到盛京购买余参的山西商人，也有来自江南地区，专门承购由内务府发放出的库储参的苏州参商或两淮参商。经由转卖，人参在江南消费市场的价格比在东北的原产地的价格翻了好几倍。乾隆及嘉庆年间的人参价格是清代历年来最高的。

　　袁枚（1716 年 ~ 1798 年）在《子不语》中，记载了一则京城中诈骗人参的故事。某日，一位骑马少年背着一袋银子到人参铺，拿出一百两银子，对店老板说："我的主人个性很挑剔，买的人参若是不合他的意思，肯定会挨骂，我不善于挑选人参，是否能将这一百两银子做抵押，派有经验的伙

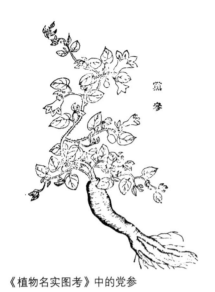

《植物名实图考》中的党参

计多带些上等人参和我一起到主人那去，任他自己挑选？"参铺主人遂派店里的一位老伙计背着好几斤的人参和那人一起去。两人来到一座大府第，一起上楼。楼上的主人眉清目秀，身着貂皮裘服，帽子顶上镶有蓝宝石，一脸病容地依靠在床上，看着背着人参的老伙计说："你带来的人参真的是辽东大山顶上出产的吗？"老伙计答说："是的"。旁边两家僮将人参捧上，逐包打开检查，说的都是内行话，而且对行情非常了解。还没有检验完，忽然门外一阵喧闹，有客人进屋来了。主人命侍者下楼，要他告诉客人说他病了不能会客，接着低声对人参铺伙计说："这人是来向我借钱的，绝不能让他上楼。他上楼见我有能力买参，我就没法说我没钱了。"正当客人吵闹嚷嚷着要上楼时，主人慌张地低声对参店伙计说："快把人参藏起来，不要让楼下客人撞见了。床下的竹箱子可以藏参"，边说边把铜锁和钥匙交给伙计，就叫他坐在箱子上护着人参，自己下楼应付客人，在他假装会客的过程中，箱中人参被仆人从挖空的楼板中偷走了。[1]

该书出版的年代正是人参价格飙涨最快的乾隆朝，东北人参（辽参）已成为民间高贵人参的首选，人参已成为奢侈性消费品，常与貂皮和宝石等富贵的象征物齐名。据十九世纪初的一本人参消费指南书籍——黄叔灿的《参谱》："康熙初年到苏之参，连泡丁及参须等共计有几二百担，每斤只四、五十两，历年来出数日少，而价日昂，延至雍正九年，统参价长至二百两，继至乾隆九年秋，统参至六百两有零，十九年分价抵千金，由此

1　袁枚：《子不语》，第 969 ~ 911 页，江苏古籍出版社，1993 年。

有长（涨）无跌，比年来，寻至千六百七百不等，迄今遂长（涨）至二千以外。"[1] 很明显，从康熙到嘉庆，人参的价格翻涨了十几倍。

消费观念影响下的购买偏好

医疗习惯的改变对于人参的需求量是一大刺激，人们对人参的重新认识及兴趣体现在许多医书中，大量的人参消费指南书籍的出现亦是一种指标。清末的上海医者毛祥麟曾对清代人参的历史做过详细的描述，[2] 其笔记反映出了几个现象：一、党参不同于上党人参。清以前中国的人参大多产于山西太行山一带的上党，其质性优于百济的高丽参。明代医学家李时珍编《本草纲目》时，还未区分出人参与党参的差别，直到清代吴仪洛《本草从新》的出版，才将党参单独归为一类。吴仪洛对"党参"的描述是"今真党参久已难得，肆中所卖党参，种类甚多，皆不堪用。"[3] 此处的"真党参"指的应是清以前的"上党人参"，到了清代。由于上党人参几乎停产，人参市场上才出现了和人参不同科的党参。二、明代辽参的知名度不高，直到清入关之后，它的价值才受到重视。三、清代的辽参原以宁古塔所产为主，后来为船厂（吉林乌拉旧称）和凤凰城的人参取代。四、康熙末年到乾隆年间，人参价格突然暴涨十几倍。五、质量较佳的人参愈来愈少，伪参充斥市场，使得一般医家更难辨别品种的好坏。毛祥麟的观察，基本上就是人参在清代发展历史的缩影。

清代自乾隆年间以来，医书中出现了相当多讨论人参的医论，这与江南社会好用温补的文化息息相关。在明清医书中，常可见医家谈论当时社会普遍好用补药的风气，这种风气影响所及的范围上至富贵人家，下至贫苦百姓。当时富贵之家不管有病没病常以服补药来补身，且对补药的疗效

1　黄叔灿：《参谱》，第 1a ～ 1b 页，艺文印书馆，1967 年。

2　毛祥麟：《对山医话》，收录于《中国历代名医医话大观》，第 1222 页，山西科学技术出版社，1996 年。

3　吴仪洛：《本草从新》，乾隆二十二年跋（1757 年），第 4 页，中医古籍出版社，2001 年。

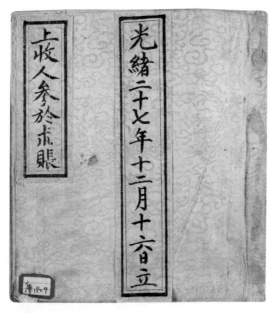

《上收人参于术账》
故宫博物院藏

深信不疑，已经到了所谓"其中更有用参附则喜，用攻剂则惧；服参附而死，则委之命"的地步。乾隆二十二年（1757 年），徐灵胎[1]的一篇《人参论》相当详实地反映了当时社会好用人参的风气。

作者认为，人参不仅耗费民众的金钱，而且很容易损害人命。首先，时人"皆以价贵为良药，价贱为劣药"，大众普遍喜好补药而不喜攻剂，所以即使是服人参而死，病家都会认为医者已经尽职，人子已经尽孝，这是命中注定，所以不会有遗憾。假若是服用攻剂而死，即使是用药没有错误，病家反而会责怪医者。在此风气下，一般医家为了躲避刑责，通常会开立人参当作药方。其次，一般民众都认为人参是药中之王，有特殊的药效，又因为相当贵重，所以深信必定能挽回性命。却不知康熙年间的人参，不过是每两一、二两银子，多的不过三、四两。到了乾隆年间，人参价格飙涨，病家服用人参的数量却不似以往的一、二钱，"小康之家，服二三两，

1　即徐大椿（1693 年～1771 年），清代医学家，字灵胎，曾两度为乾隆帝所征召，撰《徐灵胎医学全书》。

而家已荡然矣"。其三，医者轻易开立人参的风气，轻者造成家庭经济情况不佳，重者则是棺殓俱无，卖妻鬻子，全家覆没。最后，徐灵胎认为医者的责任相当重要，即使误诊都情有可原，但害人家庭破产，则罪状甚于盗贼。他呼吁千万不要过于相信人参是起死回生之药，一有病就服用。医者必须审慎评估患者的病，若纯粹是虚寒体质，非参不治，服必万全的话，才服用人参。还有必须考虑病家经济条件，才开立人参，这样才不至于死生无靠。

富贵人家以人参治病的风气相当鼎盛，有所谓"于是富贵之家，病至莫救，无不服参者，奈十难救一"[1]的说法。医书中常见有富贵之药与贫者之药的区别，举凡富贵人家所用的药方大多是上等的人参，而无力购买人参的家庭就以较为次等的党参或沙参代替。

有的贫困家庭，也会不惜百金甚至千金购买人参入药。例如横泾县有位钱姓女子患有"痞块"的皮肤疾病，身上到处长满浓痈，群医束手无策，钱女父亲转而向徐大椿求诊，他告诉徐医他虽是寒简之家，但在人参的医药费用上已经花费了数百两银子[2]。家贫者尚且如此，贵富之家的人参花费就更不用说了。

康熙皇帝与人参

虽然江南是人参消费市场的主力，但宫廷的习惯却不尽相同。例如康熙皇帝就对南方嗜用人参的习惯相当不以为然[3]。康熙五十一年（1712年），江宁织造曹寅从江宁来扬州时受到风寒，感染疟疾。在李煦探视时表示医生所开药方无效，请求李煦代为向康熙帝请求赐圣药。康熙皇帝在奏折中

1　李文荣：《知医必辨》（道光二十九年（1849年）序），收入沈洪瑞、梁秀清编，《中国历代名医医话大观》（山西科学技术出版社，1996年），第1309页。
2　徐大椿：《洄溪医案》，收入刘更生编，《医案医话医论名著集成》，第323页，华夏出版社，1997年。
3　史景迁著，陈引驰等译：《曹寅与康熙：一个皇室宠臣的生涯揭秘》，第288～291页，上海远东出版社，2005年。

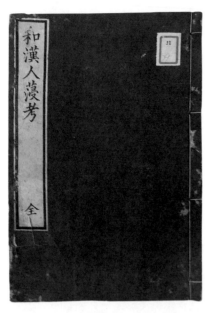

日本京都大学所藏的《和汉人参考》

对此请求的回答相当明确。他表示若疟疾尚未出现泄痢的病征，尚可吃他所赐的药，若病情恶转后，则不得再服药。康熙常会对臣子扮起医生的角色，对臣子断言病情，例如："南方庸医，每每用补剂，而伤人者不计其数，须要小心。曹寅元肯吃人参，今得此病，亦是人参中来的。"《康熙起居注》亦记有："大学士王掞奏曰：'皇上年高，宜服补血气之药。'上曰：'南人最好服药、服参，北人于参不合，朕从前从不轻用药，恐与病不投，无益有损。'"[1]可见，康熙认为曹寅患疟疾与他常吃人参有关[2]。康熙甚至明白指出对南方医生的不信任，原因是南方医生过于好用补剂，常会造成对病人的伤害，因此使用上须特别小心。不过，康熙虽然不爱服用人参，却常赏赐人参给浙闽、广东、广西及云南等南方的地方官，这更加凸显了康熙认为南人与北人在身体及用药习惯上存在明显差异。

外国人眼中的人参

在中外交流密切的清代，人参的"物质文化史"当然不仅与清帝国有关。东边的日本人就有他们特殊喜爱的口味。从当时在日本出版的人参专书中，我们发现日本的许多人参来自中国，而这些由在日本长崎经商的参商所写

1　中国第一历史档案馆整理：《康熙起居注》第三册，第2485页，中华书局，1984年。
2　王利器编：《李世桢、李煦父子年谱》，第410～411页，北京出版社，1983年。

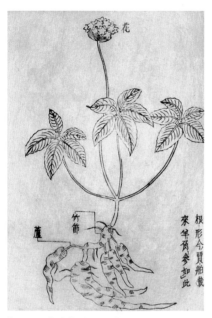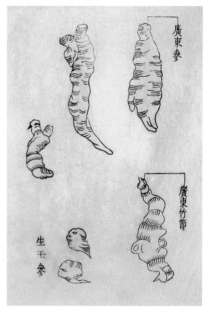

《和汉人参考》中的人参图　　　　　　《和汉人参考》中的广东参

的人参专书和同时期中国出现的人参书一样，主要是供广大的人参商人及消费大众辨识人参及购买人参。

　　人参在当时的中国已属于相当受到重视的药物，但在欧洲却鲜为人知。传教士们与清廷的种种交往，正是其接触并了解人参之药用价值的契机之一。法国杜赫德神父所编的《耶稣会士中国书简集》中有一段难得的、类似人类学田野调查式的详实记载。[1] 这是康熙五十年（1711 年），住在北京的法国耶稣会教士杜德美神父写给印度和中国教区总巡阅使的一封信。文中所描绘的人参生长的经纬度，若换算成现在的位置，约在中国东北部的辽宁省、吉林省、黑龙江省的一部份、乌苏里江流域、北朝鲜的中部和北部。

　　杜德美奉康熙帝之命绘制大清国地图，因此得以亲眼见到人参的生长

1　杜赫德编，郑德弟译：《耶稣会士中国书简集：中国回忆录》，第 50 ~ 56 页，大象出版社，2001 年。

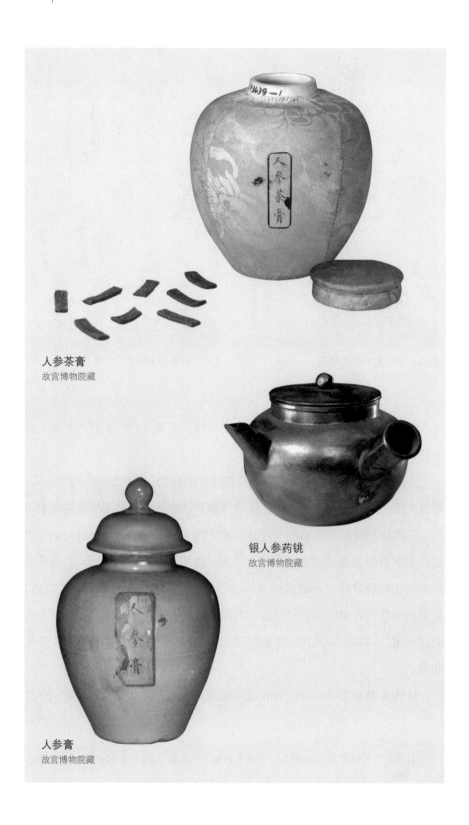

人参茶膏
故宫博物院藏

银人参药铫
故宫博物院藏

人参膏
故宫博物院藏

环境。1709 年七月底，杜德美的绘制队伍到达距离朝鲜边境仅四法里远的一个村子，住在那里的鞑靼人在邻近的山林中挖了四株完整的人参，放在篮子里给杜德美。在信中，杜德美还画下了他所收到的人参图谱。通过这些信件往来，总巡阅使可能首次见到人参的图像及其说明。遗憾的是，现今版本的书简集中没有将图谱收入。

当时中国许多名医宣称，人参是治疗身心过度劳累引起的衰竭症的灵丹，它不仅能化痰，治愈肺虚及胸膜炎，增进食欲，还能驱散气郁、大补元气。杜德美认为，如果人参不能产生经久不衰的效应，就无法想象汉人和满人会如此重视它。甚至有些健康人为了更加强壮，也常服用人参。他相信精通制药的欧洲人若能有足够的人参进行必要的试验，通过化学方法测试其特性，并根据病情，利用人参适当地对症下药，那么，人参在他们手里将成为上等良药。

杜德美非常相信人参的疗效 —— 活血化瘀、增加热量、帮助消化、滋补强身。他对总巡阅史说明了他服用人参的经验：他替自己量脉搏，然后服用半枝未曾加工的生人参，一小时候，他感觉脉搏跳得比以前还要有力，胃口随之大开，浑身充满活力。当时他并未完全相信那次实验，认为这种变化或许是那天休息得好的缘故。四天之后，杜德美因工作关系，疲倦得几乎要从马背上摔下，同队一位中国官员见状就给他一枝人参，他服用了半枝，一小时后就不再感到虚弱了。从那时起，他发现每次服用都有相同的效果。

除了生食人参，杜德美亦如满人一样，把人参叶代替茶叶泡着喝。杜德美建议身体健康的人和仅为防病或偶患微恙的人，每次用量别超过一钱，且不用每天服用。烧煮方法是：将人参切成小片放在上过釉的土罐中，再倒入四分之一升的水，盖紧罐子，以温火焖煮，等放入的水剩下一罐底时，再放入一点糖并立即服用。然后将残渣倒入同样多的水中，以同样方法烧煮，如此可以再次提取根部残留的养分，两份汁液则早晚各服一次。

杜德美对清政府如何刨采人参，亦有详细的观察。清政府设立了木桩构成的栅栏把旧地图上称为辽东的省分完全给隔绝开来。栅栏附近不断有卫队巡逻以阻止中国人离开本省去挖人参。杜德美还观察到，清政府只希望满人能享有采参特权。康熙皇帝于 1709 年下达一道谕旨，命令一万名满人自行前往参山挖采人参，条件是每人向政府缴交二两上品人参，余者由政府按重量付给等量的纯银。据估计清政府一年透过此办法可取得约两万斤人参，但付的钱仅为实际价值的四分之一。

采参队伍按其所属的八旗分配采挖场所，然后每百人为一队，在指定地段成一字型散开，每十人与另外十人间保持一定距离，然后就仔细寻找人参。他们缓慢地沿着同一方位向前推进，在一定限期内走遍为其指定的整个区域。

采参之旅的行程充满艰辛。他们不带帐篷，也不带床，背负的沉重口粮是一种烤熟的小米。因此，他们休息时只得在树下打个盹，身上盖一些树枝、树皮，靠随队官员有时发来的一点牛肉或野味打打牙祭。一万人就这样风餐露宿地度过半年。尽管如此劳累，杜德美却发现他们依然身强体壮。

此外，杜德美还反驳说这种植物并非如一些书籍所说，生长于中国内地，书中载其成长于北京永平府山区，是因为这里是人参由辽东运往中国内地时的集散地。最后，他详细描述了处理人参的方法。采参者保留根部，把在十到十五天采集到的人参埋在同一个地方。将人参清洗，用毛刷除去异物，置于几乎沸腾的水中浸泡，再利用煮黄米发出的蒸汽将其熏干——使人参稍染上黄米的颜色。染色的方法是：将黄米置于容器中，倒入些水，用小火烧煮，人参则置于架在容器上方的小木档上，用一块布或一个器皿盖住，慢慢就会熏干。而在太阳下晒干，或者是用火烤干的人参，虽然功效无损，却缺乏中国人喜欢的色泽。人参干燥后则密封于同样干燥之处，否则有腐烂生虫之虞。

清代，人参因帝国的兴起而有了品类的"高下之见"的新认识，其主要流通的地方却是温补文化最为盛行的江南地区。负责销售人参的重要机构如江南织造、各地盐政或粤海关，身负销售库储人参的重任，人参价格的居高不下和他们从中哄抬价格脱不了关系。

人参的物质文化史不仅与清帝国有关，还涉及到中外交往。在此时期，东亚的中日朝地区，经由人参消费的流通，彼此无论在消费知识还是医疗知识上，都有非常频繁的文化交流，而关于人参的知识，也为西方人开启了了解中国地理与风俗的一扇窗。

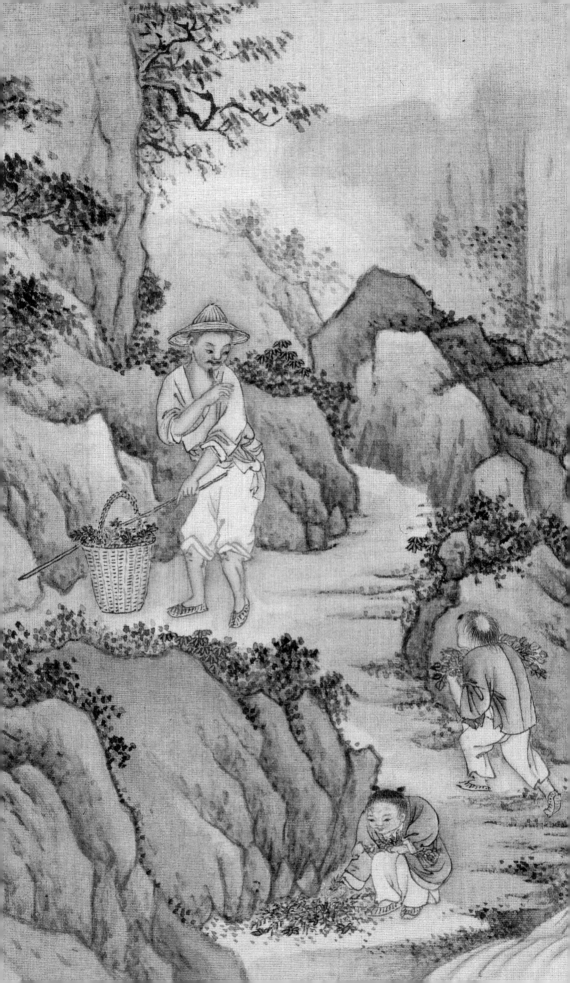

仁术尽平生

　　凡大医治病，必当安神定志，无欲无求，先发大慈恻隐之心，誓愿普救含灵之苦。若有疾厄来求救者，不得问其贵贱贫富，长幼妍蚩，怨亲善友，华夷愚智，普同一等，皆如至亲之想。亦不得瞻前顾后，自虑吉凶，护惜身命……如此可为苍生大医，反此则是含灵巨贼。

——孙思邈《大医精诚》

御医养成计划

曹成文

将官廷医师称为"御医",最早出现于西晋。
《晋书·齐献王攸传》载其愤怒发病之时,"帝遣御医诊视"。
在古代社会,它通常是作为对"来自御前"的所有宫廷医师的称谓。
明清两代的太医院中,有"御医"这一具体的官职,
当然,它的广义概念同样也被保留下来。
御医群体的产生,是古代社会王权发展与集中、
社会文明进步以及医药学知识不断积累等综合因素促成的。

由世袭供职走向"官方定制"

先秦时期,医学与诸多专门知识一样,由王朝委任的官吏掌握,《汉书·艺文志》所谓"方技者,皆生生之具,王官之一守"是也。传说中的苗父、巫彭、巫咸等人,即掌握医学知识的官吏。官职世袭,医职与医术也是由此传承。秦国时出使晋国的医缓就是一位专职医生,且从其代表国家出使、为诸侯诊病的职责来看,可认为他是最早见于史籍的一位御医。

从秦到南北朝时期,御医的来源又多了征辟,《汉书·两龚传》载:"窃见国家征医巫,常为驾,征贤者宜驾。"征辟的对象就是来自民间的岐黄高手、刀圭名家。业医世家及名医传人为宫廷医疗输送了大批的人才,如三国时的华佗,南北朝八世为医的东海徐氏。

隋唐以降,官办的医学教育机构渐成为输送御医人才的主体。国家的医学教育滥觞于时局动荡的南北朝,其规模还未显现、定型。隋朝的官办医学已较发达,其人员最多时达五百八十余人。自此以后,官办医学代代都有,医学生经过多年的系统培养,层层考核,其中成绩优异的便能提为御医,为宫廷服务。

唐代太医署的医师教习方法与规制，是比照国子监科举诸生的培养方式而设的，其考校也是按科举制中的明经或明法之科而定，"私达"三部医经的士人，也可入仕为官。唐代医师培养和入仕，完全被纳入了其时的官僚体制中，医师官员的身份愈发凸显。这根本改变了传统的师徒相授模式，利于优秀医药人才的"生源拓展"。

宋代设置了专门的中医学校——太医局，并开展实验教学。1076 年，太医局作为独立的医学教育机构从太常寺中分离，招生规模扩大到三百人，定期招生，必修课程有《素问》、《难经》、《诸病源候论》、《千金要方》等。每科设有教授，有明确的培养目标，采取"三舍升试法"分级教学。太医局的学生还被要求参与医疗诊治的实践。他们要轮流为太学、律学、武学的学生及将士治病，根据平时考试和实际疗效评定成绩。为加强针灸一科，政府令尚药奉王惟一设计铸造铜人作为教学用具，以便进行直观的讲解，获得具体认识。

元代中央以医学提举司专管全国的医学教育，医学生主要来自医

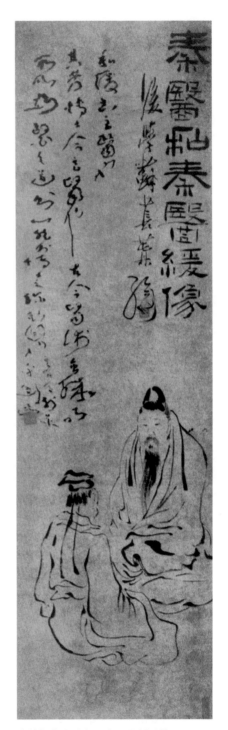

清苏长春所绘之医和、医缓画像
上海中医药大学医史博物馆藏

药臧府印印文
汉代药臧府是太医属官

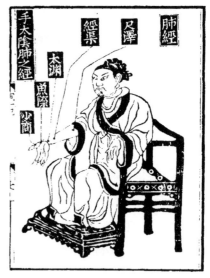

宋王惟一辑《铜人腧穴针灸图经》内页

户及开设药铺行医货药的人家。此外的良家子弟愿意就读者，也可录取。医学生选任工作主要由各路官医提举司或提领所会同医学教授进行。一经选中，就要注册申报尚医批准。毕业时依据考试成绩和科别择优录用。元朝将各行业人民分为十等，医生位列第五，其社会地位空前提高，医官品秩的定制也高过了前代，如太医院使就升至正二品。政府在御医培养上的主导地位也愈发不可撼动。而向民间征辟医生的方法也从未中断，地方官员保举的各地名医，经御医们考核后，确有实学者方能给帝后诊治。

医户传承的失与得

有明一代，中央集权制发展到前所未有的高度，太医院也几乎变成皇宫专属，其主要职责就是培养、派驻、选拔御医。宫廷各医疗机构以及地方医疗机构的人员派遣，也都由太医院来统筹安排。

明政府实施严密的户籍制度，规定每户必须子袭父业。被划归医户，

明"南川县医学记"印文
上刻"洪武三十五年十二月","礼部造"，
系明代地方医药行政和医学教育印记
四川大学博物馆藏

那么这家人就必须世代行医，只有残废或年龄超过七十岁的无力行医者才可退休。太医院所挑选的医学生，必须由医家子弟选入，称为"医丁"。同时还从各地的医官、医士中挑选保送到太医院考试，合格者选入。太医院的医官、医生，各人选定专科学习，教科书主要为《素问》《难经》《本草》《脉经》《脉诀》及本专科的重要方书。每年分四季考试，三年大考一次。考试方式为笔写与口答。考试成绩一等者为医士，二等为医生。不及格者可补考，如仍不合格，则会被罢黜。

医户之制的严苛和弊端在于其对人才发展的限制。医户之家不能参加科举考试，其发展仅被局限在医业之内，这种僵化的体制在明末被废止。

不过，医户世袭对明代医学人才的补充也有一定积极作用，它保证了家传医术的赓续和传承，利于系统的医学知识和经验世代不辍地进入宫廷。

虽然医生在明代地位不高，但是政府还是给予了一定的重视。后来，在制度上也有所宽松，增加了医户子弟进入仕途的途径，其一就是在太医院增设了医学，挑选各地医户子弟中的优秀人才进行培养。入选的人数很少，竞争十分激烈，学生学成后就能进入太医院任职，成为官吏。另外，明代在各地也兴办医学，鼓励医户子弟入学深造，以备朝廷不时之需。

医学人才为官一般的考试，还包括医官升补考试，主要是御医、吏目的升补。升补条件非常严，比如医士升御医，医术优异者，在内廷做满三年，或者外派工作满六年，可以考试升补御医。后来又改为内廷做满六年或者外派满九年。而御医升做院判，要满九年，且有空位才可升职。

推荐选拔也是较主要的方式。这种考核往往会有皇帝的个人意见加入。例如洪武年间，吴彦高因为治愈了皇上的疾病而受宠，进了太医院做官。在"壬寅宫变"中挽救了嘉靖帝性命的许绅，官至工部尚书，由御医身份成为一品大员，为历代所仅见。

此外，捐纳为官的方式亦有不少，这导致了不良风气的出现。靠孔方兄助其一臂之力，浑水摸鱼、混入医师队伍者屡见不鲜，不少在民间承袭家学、潜心医术的医药人才则被埋没。

十年磨一剑

据《清史稿·职官志》，太医院的人事编制是：由管理院事王大臣统领院务，置院使一人，左右院判各一人，其属下有御医十三人，吏目二十六人。医士二十人，医生三十人。

太医院中院使的职位由左院判来升补，而左院判由右院判转补，右院判则由御医升补。御医、吏目、医士等官，先要由各省选举精通医理的人上报太医院，再由太医院来选拔。

太医院作为培养人才的学校，乾隆二年（1737 年），设有"教习厅"，在御医、吏目内，择品学兼优者各二人讲课，并批阅医士以下月课，并准太医院医官子弟保送教习厅学习;同治五年（1866 年），改"教习厅"为"医学馆"，院内派教习（老师）三人，收掌三人，仅令医士、恩粮、肄业生朔、望日（即每月初一、十五）各写论文一篇，教习批阅。

光绪三十四年（1908 年），设"新医学馆"。以院使、院判为管学，派司官二人为教习，设监学、庶务、稽察、书记各一人。学习以四年为期（本届毕业生一等一名为瞿书源，字文楼，解放后曾任北京中医学院顾问）。

清代地方虽也开办医学，并规定了考试制度，但规模较小。府设正科，州设典科，县设训科，名额各为一人，且俱未入流。雍正元年（1723 年）题准，命各省巡抚，详加考试所属医生，对精通《内经注释》、《本草纲目》、《伤寒论》者，题请作为医学官教习，每省一人，准其食俸三年。此间，如

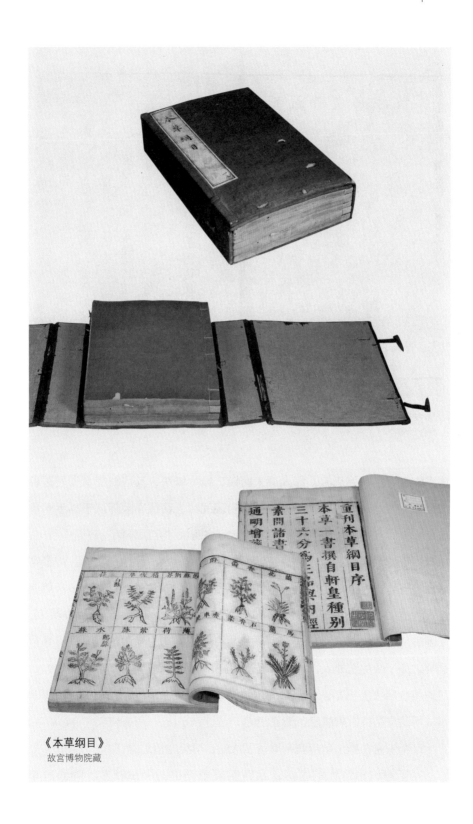

《本草纲目》
故宫博物院藏

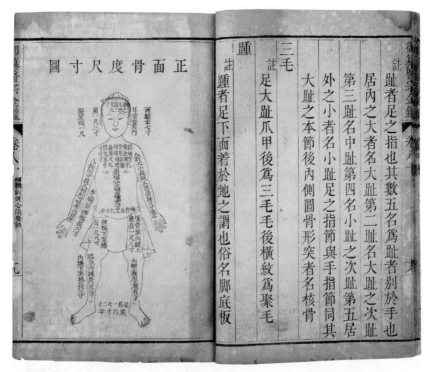

《医宗金鉴》内页
故宫博物院藏

果工作勤谨，品德正派，即入调太医院，授为御医，其遗缺在本省习医者
内拣送补授。非太医院培养者、征召自民间者，往往亦因师从于高手而具
一定水平。这不仅可从皇帝朱谕中"素号名医"、"名医伎俩"等语中看出，
在皇帝征荐名医的谕示中亦有证明。如雍正皇帝为征荐地方名医，曾亲笔
谕示各省督抚大员："可留心访问有内外科好医生与深透修养之人……倘遇
缘访得时，必委曲开道，令其乐从方好。不可迫之以势，原赠以安其家。
一面奏闻，一面着人伏侍送至京城，朕有用处。竭力代朕访求之，不必存
疑难之怀；便荐送非人，朕亦不怪也。朕自有试用之道。如闻有他省之人，
可速将姓名来历密奏以闻，朕再传谕该督抚访查。不可视为具文从事，以
留神博闻广访，以副朕意，慎密为之。"

这个朱谕，雍正皇帝竟亲笔写了八道，可见心情之急切。

为了遴选出合格的医师，太医院遵循严格的考试制度。同治五年

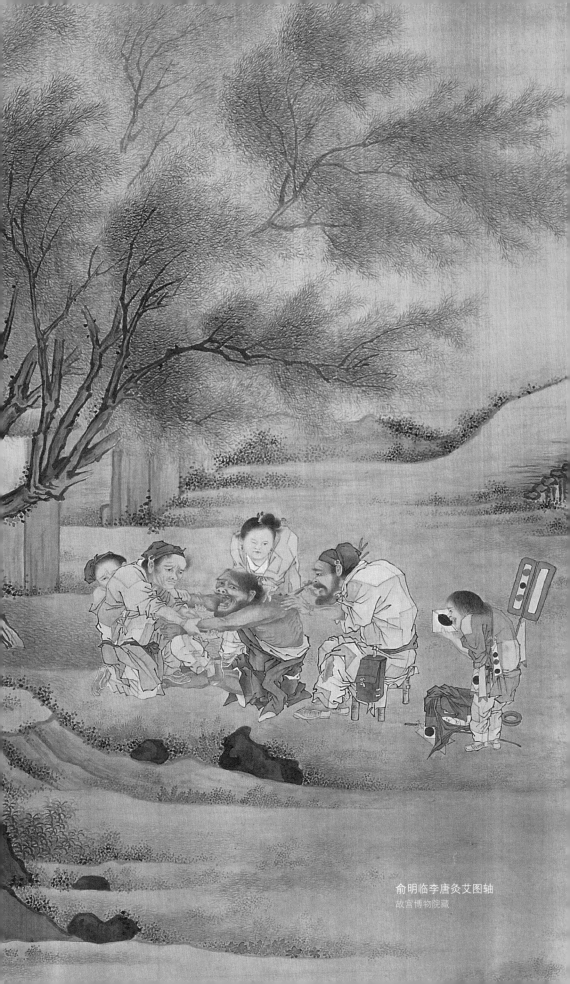

俞明临李唐灸艾图轴
故宫博物院藏

（1866 年），拟具考拭章程。凡太医院肄业生由太医院院使每年分四季考试，从《内经》、《难经》、《脉经》、《本草经》、《伤寒论》、《金匮要略》、《医宗金鉴》等教材及各科方书内出题。每三年，由礼部堂官来院考试，取中者曰医士（相当于住院医师），不取者仍照常肄业，以待再考。每逢寅、申年，院使、院判，会同礼部堂官，除御医免考外，所有吏目以下各成员一律会考。

考试成绩由院使封送礼部覆勘后，至太医院拆封咨行吏、礼部注册。如遇有应升的官缺出，递知吏部查核，由院使奏明咨补。凡考试成绩列一、二等者，如无过犯，按名次递补；列入三等者仍任原职，暂停升转；四等者罚停会试一次；不列等者革职留院效力，下届仍准入考。清代太医院对考试的细则也有严格规定：题目字句不得错落；誊写不得以行、草；涂抹不得至百字；不得越幅曳白、油墨污染；限日落交卷，尚未答完试卷者，印盖卷面不录。

考试合格只是成为御医的第一步。最终御医的选拔是要从太医院内医术精湛、品行端正的医士以上人员中层层筛选。在进宫之前，需在太医院供职六年，有一定的理论基础与实践，才能参加会考，而会考是升迁的重要凭据。

清代名医吴塘的《温病条辨》自序中有一句话："学医不精，不如不学医也。"而宫廷医生之难当、之严苛，又较民间医师更甚。成为御医至少需要十年苦功的说法，的确不是虚言。

链接·太医际遇大不同

卷入"命案"的太医

……言殿中人欲废贾后，迎太子。贾后闻之忧怖，乃使太医令程据合巴豆杏仁丸。三月，矫诏使黄门孙虑赍至许昌以害太子。

……虑乃逼太子以药，太子不肯服，因如厕，虑以药杵椎杀之，太子大呼，声闻于外。时年二十三。

——《晋书·卷五三》

（符）生……尝使太医令程延合安胎药，问人参好恶并药分多少，延曰："虽小小不具，自可堪用。"生以为讥其目，凿延目出，然后斩之。

——《晋书·卷一一二》

咸通十一年……同昌公主薨，懿宗捕太医韩宗绍等送诏狱，逮系宗族数百人。

——《新唐书·卷一八一》

太医李玄伯者，帝所喜，以钱七十万聘之，夫妇日自进食，得其欢心，乃进之帝，嬖幸冠后宫。玄伯又治丹剂以进，帝饵之，疽生于背。懿宗立，收玄伯及方士王岳、虞紫芝等，俱诛死。

——《新唐书·卷一八三》

祁宰字彦辅，江淮人。宋季，以医术补官。王师破汴得之，后隶太医。累迁中奉大夫、太医使。数被赏赉，常感激欲自效。海陵将伐宋，宰欲谏，不得见。会元妃有疾，召宰诊视。既入见，即上疏谏……言甚激切。海陵怒，命戮于市，籍其家产，天下哀之。綦戬，宰婿也，海陵疑奏疏戬为之。辞曰："实不知也。"海陵犹杖戬。

——《金史·卷八三》

备受宠裕的太医

周澹，京兆鄠人也。为人多方术，尤善医药，为太医令。太宗尝苦风头眩，澹治得愈，由此见宠，位至特进，赐爵成德侯。神瑞二年，京师饥，朝议将迁都于邺。澹与博士祭酒崔浩进计，论不可之意，太宗大然之，曰："唯此二人，与朕意同也。"诏赐澹、浩妾各一人，御衣一袭，绢五十匹、绵五十斤。泰常四年卒，谥曰恭。

——《魏书·卷六五》

许绅者，京师人。嘉靖初，供事御药房，受知于世宗，累迁太医院使，历加工部尚书，领院事。二十年，宫婢杨金英等谋逆，以帛缢帝，气已绝。绅急调峻药下之，辰时下药，未时忽作声，去紫血数升，遂能言，又数剂而愈。帝德绅，加太子太保、礼部尚书，赐赉甚厚。未几，绅得疾，曰：
"吾不起矣。曩者官变，吾自分不效必杀身，因此惊悸，非药石所能疗也。"
已而果卒，赐谥恭僖，官其一子，恤典有加。明世，医者官最显，止绅
一人。

——《明史·卷二九九》

太祖不豫，少间，出御右顺门，治诸医侍疾无状者，独慰（戴）思恭曰：
"汝仁义人也，毋恐。"已而太祖崩，太孙嗣位，罪诸医，独擢思恭太医院使。

——《明史·卷二九九》

别有专长的太医

太医院御医赵友同，字彦如，大臣荐其文学，时文皇帝方修《永乐大
典》，用为副总裁。后修《五经》、《四书》、性理诸大全，又用为纂修官。
其职实词林妙选，而衔仍方技杂流也。始彦如为宋景濂弟子，初用胡祭酒荐，
拜华亭训导，曾主浙江乡试，满九载当升，以少师姚广孝言其知医，遂得
此官。因而留京师充纂修。又有荐其知水利者，命从户部尚书夏元吉治水
江南，其人之多才技可知矣。不幸以医见知，不及为文学近臣，终老异途，
可慨也！

——《万历野获编·卷十》

从庙堂到江湖
——赵氏御医世家的故事

清王朝落幕，
太医院解散，御医们在民间继续
行医济世的生活。
他们的背影并没有从此黯淡，却增添些许温暖的色泽。

回忆父亲赵文魁

赵绍琴 / 撰　彭建中 / 辑

先父赵文魁（1873年～1933年）字友琴，祖籍浙江绍兴，至先父时已居住北京九代矣，皆以医为业。从高祖父起即入太医院供职，先祖父赵永宽为光绪前期御医。先父为光绪后期御医，宣统初年升任太医院院使，后奉旨受赐头品花翎顶戴，总管太医院，兼管御药房、御药库事务。

先父自幼聪敏好学，在先祖父指导下遍览诵医学典籍，焚膏继晷，三更不辍，凡《内经》、《伤寒论》、《金匮》、《本草经》、《脉学》、《温病条辨》、《医宗金鉴》等莫不背诵如流。

光绪十六年（1890年），先祖父病故，先父刚满廿岁，医学基础已相当坚实，遂入太医院医学馆学习。由于基础好，加之学习刻苦，历次例试名列前茅，故能脱颖而出。十余年间由肄业生，而恩粮，而医士，直到吏目。这期间，先父除了刻苦攻读、博览群书之外，还特别注意虚心向众御医前辈学习，常常侍诊左右，代为录方，先后从师十余名，特别是前院使庄守和、张仲元和前院判佟文斌，医术精湛，先父受益甚多。由于先父虚心好学，善于博采众家之长，因而学业大进，经验日富。

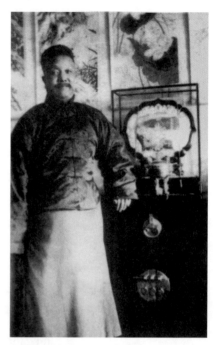

赵文魁居家照

至光绪末某年春，那拉氏（慈禧）游东陵，感冒发烧，当值御医朱元臣因故未能到班，先父即应召进诊，仅一副药就烧退病愈，慈禧大喜，遂破例提升先父为御医。按清制，由吏目晋为御医，必须当御医有空额时才能选优递补，一般非年老阅历深广者很难晋级。而先父擢为御医时年仅三十余。宣统继位后，又晋升先父为太医院院使，主持太医院事务；癸亥年，奉旨受赐头品花翎顶戴，总管太医院，兼管御药房、御药库事务。考清二百余年间，各朝钦定太医院院使品级最高不过正四品，光绪年间，院使庄守和受赐二品花翎，已属殊恩，领头品花翎衔者惟先父一人。

上世纪二十年代初，北京中医学社成立，先父被推举为名誉社长。宣统出宫后，先父悬壶京都，堂号"鹤伴吾庐"，家居北池子。除前清王公大臣和王府遗老遗少时常邀诊外，先父主要为一般市民诊病，如有重病不能前来者，即亲自前往诊视。先父以治病救人为己任，不问贫富，一视同仁。先父尝自己配制成药，如玉枢丹、通关散、控涎丹、西瓜霜等，以备不时之需，并常常以之施送病人，分文不取。

先父行医生涯，前半在清宫供职，后半出宫行医，前后医疗风格大不相同。

先父临证强调四诊合参，必察脉、色、舌、症，而四诊之中，尤重

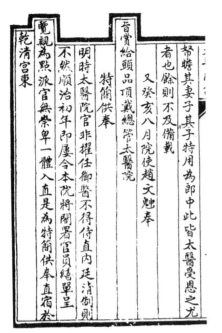

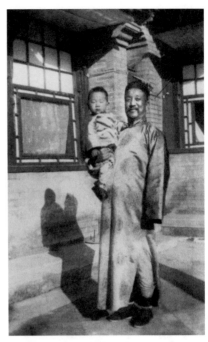

《太医院志》中对赵文魁封赏情况的记载　　　赵文魁在北池子家中屋外

脉诊，从诊脉以求病本是其所长。先父自光绪十六年入太医院，至宣统1924年出宫，在宫中行医三十余年。身为御医，为皇上、皇后、妃嫔诊病，岂容抬头正视，更不得随意发问，只能凭诊脉断病。御医为皇上等诊治疾病、书写脉案有固定格式，每云：臣某某请得皇上（或后、妃），左脉如何，右脉如何，主何病症，为何病机，立何法则，处何方药。若稍有差池，后果便不堪设想。故为御医者，莫不精究脉诊。

　　然而，先父的医术在宫中并不能完全发挥出来。因为帝王后妃及王公大臣，平日生活奢侈，养尊处优，所患不过伤风感冒、伤食积热，甚则无病呻吟，以求调补而已。观先父宫中医案，立论平正，立法周全，组方轻灵严密，多是疏风清热，舒肝解郁，健脾开胃，宣肺化痰，乍看似属平淡，然方方煞费苦心，此皆宫中环境使然，不得已而为之也。至宣统出宫，先父悬壶京师，每日患者盈门，疑难重症甚多，先父方乃犹鱼得水，尽展其技，一反宫中平妥之风，而用重剂、峻剂取效者多矣，且以善治温热、疫疹而

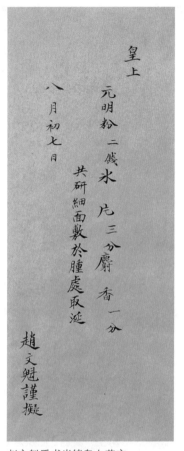
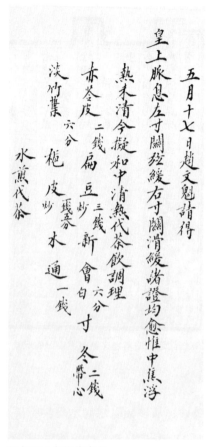

赵文魁手书光绪皇上药方　　　　赵文魁手书代茶饮方

闻名京师。

　　二十世纪初叶，北京地区瘟疫流行甚烈，经先父治愈者不计其数，因而在治疗温热病方面积累了丰富的经验，有其独到的见解。他认为：凡温热病，莫不由内热久郁，复感温邪，内外合邪，故为高热，甚则神昏。虽然高热如炙，切不可因之而专进寒凉，因寒则涩而不流，温则消而去之。故先父经常以此谆诲门生弟子：邪在卫分，必当清疏，表气闭遏，当先治表，热在气分，始可清之。

　　民国初年至三十年代初，京都痧疹（即猩红热，又名温疹、烂喉丹痧）猖獗。每日来诊邀诊者有数十人之多。先父莫不精心为之诊治而收效甚佳。

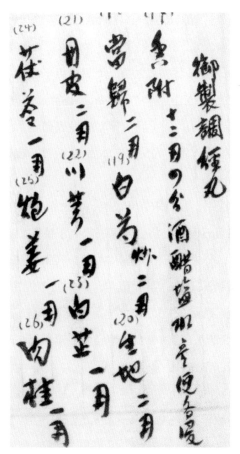

《鹤伴吾庐氏秘宝》处方

其时医界已知疫疹乃燥热之疫，辛温非其所宜，因而专用大剂甘寒清热之法，或纯用甘润增液，甚至有以攻泄而致误者。先父治法迥异一般，凡治疫疹，每先宣清疏解，次则清气凉营为主，少佐宣透之品以清热透邪，终以甘润滋养而收全功。他认为：治疹乃热邪于内，营热自内达外，故发则高热神昏，面色紫暗，皮肤疹痧为丹，咽部红肿溃痛，舌红起刺，状如杨梅，一派热极郁伏之象，此时若单用宣发之品则热必增重，若纯用寒凉清泄则热邪郁而不开，也难以将伏热引导外出，故必须清宣并举。若是神识不清，秽浊蒙蔽，必用芳香逐秽，以开其闭，热闭心窍则用安宫牛黄。热伏血分，致温疹内闭不出者，必参以咸寒甘寒，破结化瘀以透疹，甘寒清滋以养阴。

温疹后期，热势已衰，营阴大伤。必甘凉滋润，以善其后，恐其死灰复燃，或阴竭不复而遗后患。

先父日夜应诊，出入于病家之中，阐明禁用辛温发表之理，主以重剂石膏辛凉清解，使当时的卫生局发一禁令，凡治疗猩红热的处方中犯有麻（黄）、桂（枝）、羌（活）、独（活）等辛温发表药者，一律拒绝付药。这对于避免误治起了很大作用。先父本来体质甚佳，然日夜过劳，竟身染疫病，以致早逝。

先父一生笃嗜医书，收藏宋、元、明、清之原版医书甚多，日间应诊，夜来诵读。每逢三夏日丽，必将全部医书晾晒于庭院，以免虫蛀。原拟晚年著述，不幸早逝，卒未成书，仅留脉学手稿一部，名曰《文魁脉学》，现已整理出版。先父博采众家，学验俱丰，师古而不泥古，在脉学、温病、杂病等多方面有独到见解。先父认为：学习中医必须打好基础，从《内经》、《难经》、《伤寒》、《金匮》、《温病条辨》等经典著作学起，不仅要求熟读背诵，而且要能结合临床深刻体会。多实践，锻炼望、闻，问、切的功夫，重视继承前辈经验，"老师指一点，自己悟一片"，勤学苦练，精思熟虑，方能更上一层楼。这些教导，我时刻铭记在心，实践一生，想必也能对有志于中医的后学者有所裨益。

延伸阅读
赵绍琴先生的家学、师承与医学实践

彭建中

恩师赵绍琴先生离开我们十二年了，冥冥之中，先生熟悉的身影犹在，所经所历，宛如昨日。

我自 1948 年起从学于先生。那年春天，先生给北京中医药大学的的研究生讲授温病学，不用教材，也无讲稿，娓娓道来，不少内容却是书本不载之要诀。我深深为赵先生渊博的学识、丰富的经验和精辟的见解所折服，课后径直到门诊请求随师临床学习。也许是上天注定的缘分吧，他破例收下了我这个"编外弟子"。从此，目睹他起沉疴，愈顽疾。每逢应诊，先生正襟危坐于中，诊脉、察色、验舌、指证，有条不紊；论病、立法、处方、遣药，一气呵成，诊毕，朗朗口述，阴阳顿挫；弟子们洗耳恭听，精心照录；病人满怀期待，静候于旁。

跟从先生的所学与所得，无不体现着中医学术与中医文化的润泽，令我受益至今，而追溯这些，须从先生的家学与师承说起。

对于清宫医学档案有过精深研究的陈可冀院士有言："著名中医药学家赵绍琴教授生于三代御医之家，学验俱丰，《礼记》云'医不三世，不服其药'，说明了临床经验累积和传承的重要；其父文魁公曾任清末太医院院使。赵绍琴老作为国手之后，御医传人，又曾师从御医韩一斋、瞿文楼，可谓学有渊源。我所整理的清代宫廷原始医药档案中就收录了部分赵文魁先生的宫廷医案，共有 320 个诊次，约八九份较完整的医案，其中有光绪帝、瑾妃的 230 诊，宣统的 43 诊，其他后妃、格格、太太的 47 诊；每份医案少

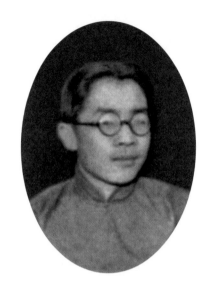

少年赵绍琴

瞿文楼供赵绍琴诵读
亲笔抄写的《金匮心典》

则1诊，至多14诊，平均3.6诊，病症即或痊愈或减轻，其取效之速，不愧为御医国手。"

　　传承前贤，创新发展，正是赵绍琴对中医药学的两大贡献。就传承而言，先生的条件得天独厚，其父文魁赵公是清末皇家太医院院使、上世纪二十年代北京中医学社首任名誉社长。医术精湛，冠绝一时。先生1918年生于北京，曾就读于育英小学、育英中学、国医专科学校。自1934年起父亲去世后，即承父业，成为了赵氏家族中唯一的医学传人。

　　独立行医之后，赵绍琴并不满足于家学，而是继续从学于京都医学名家韩一斋、瞿文楼、汪逢春。可以说，先生不仅是御医传人，亦是京都名医传人，对先生影响最大、督导教育最勤的这三位师长皆为当时誉满京城的岐黄高手。

　　瞿文楼（1819年~1957年），名书源，清末太医院医学馆第一等第一名毕业生，曾任清末太医院八品吏目，新中国成立后，曾出任卫生部中医顾问。瞿师是文魁公之门生，1930年~1934年受文魁公之托教授少年赵绍琴习医，当是先生的启蒙老师。瞿师曾亲笔正楷书写李时珍的《濒湖脉学》（含小注），交少年赵绍琴背诵。后来，先生效法瞿师，也以工笔小楷书写《内经·素问》，并通篇背诵，连唐代王冰的注文竟也成诵。直至晚年，先生对中医经典著作《素问》《濒湖脉学》等，仍能诵背如流，中医之童子功有如此者，令人惊叹。

韩一斋（1874 年 ~ 1953 年），清皇室御医，功力深厚，医技超群。二十世纪三十年代中到四十年代初，赵绍琴曾随韩一斋侍诊，抄录方案底簿，每日下午半天，从不间断，积得医案数十册。韩师之医案颇有御医遗风，医文并茂，案语简洁明快、工正对仗，先生视为珍宝，悉心收藏。上世纪六十年代，先生在北京中医学院附属东直门医院工作之暇，曾整理韩师医案，结合自身体会，酌加按语，勒成一部，名曰《韩一斋医案》，原准备付梓，孰料十年动乱突至，书稿被抄，不知去向。先生家藏历代医书，兼有善本秘籍、古玩异宝，皆被洗劫一空，先生对此俱不在意，唯独对《韩一斋医案》的丢失念念不忘，以为未能为韩师保留其精深医术之临床资料，为此抱憾终生。其实，韩师的临床绝技已由先生传承发扬光大，韩师的"治肝十法"也由先生整理而传世。

汪逢春（1882 年 ~ 1948 年），名朝甲，系名医艾步蟾高足，有南派医风，壮岁携技来京，即拜于赵文魁门下，后悬壶京城，与萧龙友、施今墨、孔伯华并称北京四大名医。赵绍琴在上世纪三、四十年代侍诊汪师学习临床。汪师早年曾执师礼拜谒文魁公，对先生青睐有加，悉心教授，恒以师弟相称。上世纪四十年代初，汪师组建施诊所，由众弟子轮流值班应诊，免费为贫穷患者诊病，欲委任先生管理诊所事务，一些年资较高的弟子颇有微词。先生当时年轻气盛，难忍委屈，托病在家。汪老师亲往探视，开方疗疾，翌日又修书一封，婉言相劝："绍琴师弟：昨午浴后，精神爽适，顺道至尊宅，明窗净几，室小而洁，余暇读书，诚佳境也。且尊居僻静，远世尘之气，更显清雅悠逸。余已年力就衰，所恨者少读书耳！明年花甲，拟将浮俗之事减少，与同学共同研究医学，考究经典。老而思学，不知此愿能达到否也！古人云：骄下者必谗上，利人用必为人所用。此乃千古不易之道。

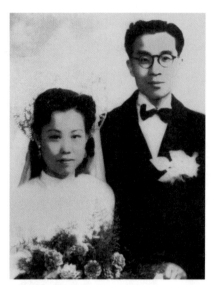

赵绍琴、吴静芳摄于
1945 年的结婚照

无论科学发达，凡属人类，必须理此道。帮离道必亡，人离道必败。弟当细味斯言，埋首自忍。……"，殷切之情跃然纸上。先生大为感动，珍藏此信数十年以励志，不敢稍有懈怠，直至晚年讲述当时情景，依然感慨良多。汪老师擅长治疗湿热病，其精心妙术，已由先生传承而发扬光大。

1940 年前后数年之间，先生以临床跟师学习为主，上午随汪逢春侍诊，下午随韩一斋侍诊，晚上则携一天抄录的处方底簿找瞿文楼请教，由瞿师对医案逐个评析解说，由此获益甚多，学业突飞猛进。1939 年，先生在北京卫生局考取执照，正式开业，1942 ~ 1945 年间，在救济医院任内科医师。

1945 年，先生与吴静芳女士结为伉俪。吴女士 1920 年生于北京，1943 年毕业于崇光女子高中，1945 年肄业于中国大学，婚后亦随先生跟从瞿文楼学医，同时从事门诊工作，生前为北京中医医院教授、主任医师。他们携手走过半个多世纪，切磋医技、治病救人。老一代中医前辈里，夫妻二人皆为当代名医者实属罕见，其杏林佳话永留人间。

集家学与师传于一身，复经六十余年临床实践，赵绍琴先生在学术上有所发展而自成体系。他临床长于诊脉，得其父脉学造诣之精髓，观色、察舌、聆声，四诊合参，见微知著。同时，精于用药，处方药味少，分量轻，疗效好，有"平正轻灵"（中医学家秦伯未先生语）之誉。一般处方不过六七味，却能立见功效。先生友人之妻旅居美国，因产后尿潴住院治疗半月余，花费美金逾万，不得已向先生求救。先生口授一代茶饮方，病人如法用之，数日后痊愈出院。救治急重危证亦乃先生所擅长，在病情凶险之时常有敏锐决断，从而争取抢救时机、力挽狂澜，这方面亦颇有其父风范。六十年代初，八十岁高龄的原中国画院院长王雪涛患重症肺感染，高热神昏，一日下数次病危通知，先生应家属要求会诊，用温病透热转气之法，使患者迅速转危为安。

先生恪守中医的传统和特色，同时追求中医学术发展和创新。他所提出的"温病卫分证不可言表、不可解表，只可辛凉清解"的观点已被全国统编教材所采纳；关于脉学的真知灼见——提出四部诊脉法和新八纲领脉分类法，是对传统脉学的新发展；先生晚年全身心地致力于慢性肾病的临床研究，独创以凉血化瘀配合控制饮食和运动锻炼的综合治疗方法，救治了大量难治性肾病患者，甚至一些血液透析者和肾移植后发生排异反应的患者，都取得了较好的疗效。

中医传统中，历来就有对医德的重视。先生心存仁慈，常教诲弟子："病人是我们的衣食父母，应以真情相待。"每逢应诊，患者总是蜂拥而至，候诊费时颇多，遇有急、危、重病患者，或老、弱、残、幼者，先生必定关照他们提前就诊；时有腿脚不便、高龄、或病重不能上楼者，先生必亲自下楼为其诊脉；而每当有重病患者乘车前来，或就诊适逢雨雪交加，先生唯恐患者受累，总是亲自到车中为其诊治。

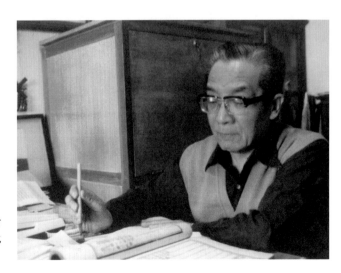

赵绍琴嗜读医学古籍，晚年依然乐此不疲

现在，中医传统养生之术为大众所乐道，以弟子的观察与了解，赵绍琴先生并不刻意养生，其与众不同、难能可贵之处，首先在于其豁达与公心。在"文革"前，先生就因曾在解放前为杜聿明诊病、担任"东北保安司令部"中医保健医师而受到不公正对待；"文革"中更是屡受冲击，仅被抄家就达三次。家中珍奇异宝、善本医书被洗劫一空，而先生竟能泰然处之！ 1990 年，两部（国家人事部、卫生部）一局（国家中医药管理局）联合下达文件，在全国开展老中医药专家师带徒（学术继承人）工作，文件明文规定，每位老中医药专家可以带一名子女为自己的学术继承人。先生有二子一女，皆为中医药工作者，全符合师承条件，他完全可以从子女中选一位。但先生没有这样做，而是严格按照遴选标准，在学生中选择了王洪图教授和我。孙思邈所谓"于名于利，无欲无求；于非名非利，亦无欲无求"的至高境界，赵绍琴先生当之无愧，而不因循从俗、不囿于门户之见，将中医学术的传承与发扬至于首位，亦是先生与其前辈师长的共识和他们一生的作为。

天花与清人日常生活
——以医家形象为视角

张田生

治疗天花是清人一生中性命攸关的大事。
在延医诊治过程中，
形形色色的医家轮番登场，书写着时人的日常生活，
不同形式的医病关系，
展露出的是当时的社会观念与人们的心路历程。

    天花又名痘疮，是一种传染性较强的急性发疹性疾病，对清代国家和社会影响甚大。目前学界对天花的起源、传播、治疗医术、种痘技术的发展、政府和社会的应对措施等方面都有全面而深入的研究[1]。本文用新文化史的方法[2]，从医家形象的角度，考察清代天花治疗中的医病关系，以期透视瘟疫与清代社会的互动[3]。

---

1 天花，也叫痘疹，或痘疫。种痘技术的发展和传播的研究参见余新忠的《江南种痘事业探析》（《清史研究》2003 年第 2 期）；痘疹对清代国家和社会影响的研究参见谢景芳的《天花与清初史事评议》（《民族研究》1994 年第 6 期），杜家骥的《清初天花对行政的影响及清王朝的相应措施》（《求是学刊》2004 年第 6 期）；种痘和治痘的研究参见杜家骥的《从清官医案看天花的防治——种痘与治痘》（《中国社会史评论》2007 年第八卷）；清代的国家的社会应对研究参见高勇、乌云毕力格的《清代天花的预防治疗及其社会影响》（《内蒙古大学学报（人文社会科学版）》2003 年第 4 期），以及高勇的《清朝天花的防治和影响》（硕士论文，内蒙古大学，2005 年）。

2 新文化史兴起于二十世纪六十年代。新文化史的目标就是通过各种文化体系的调查去研究话语、仪式、再现权力运作的机制、所使用的技术手段以及所达到的成效，从而揭示权力是如何通过控制知识的产生来展开博弈的。

3 业师余新忠教授对李炳历史记忆的研究（《扬州"名医"李炳的医疗生涯及其历史记忆——兼论清代医生医名的获取和流传》，《社会科学》2011 年第 3 期，第 142 ～ 152 页）以及郝长燚对李时珍历史记忆的研究（《不断被记忆的李时珍——李时珍形象演变与社会文化变迁》，硕士论文，南开大学，2011 年）都是从表象史角度研究医疗史的，对本文写作具有重要启示。

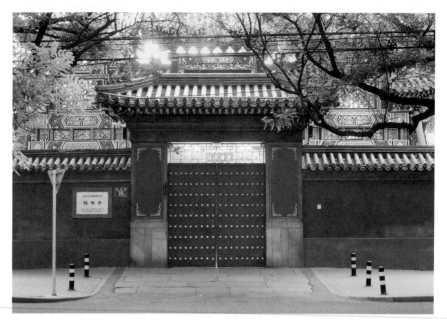

曾为康熙帝避痘处的福佑寺

无处不在的"死神帮凶"

据杜家骥先生研究,天花对清代政治和军事产生了重要的影响。满清政权入关之前就因受到天花的严重影响而设立一系列防治措施,如避痘所、查痘官等。入关之后,他们遭到天花更为严重的侵袭,顺治帝经常为了避痘而长时间搁置朝政,即使如此,他也被传染而死。中央部门的行政运作也因出痘之家的官员不能入值受到一定的冲击。在军事上,是否为出过痘也成为用人的重要标准。天花对顺康之间的帝位传承及当世的政治亦有深远影响。因顺治帝英年早逝而由已出过痘的玄烨登基,又因其年幼,顺治不得不在临终选择异姓的四大臣辅佐。

康熙以后,随着政府防治措施的逐步加强和完善,天花对政局的影响渐小。但同治帝因天花而死同样对晚清政局产生了重要的影响[1]。在同

---

1 参见杜家骥:《清初天花对行政的影响及清王朝的相应措施》,《求是学刊》2004年第6期,第134~141页。

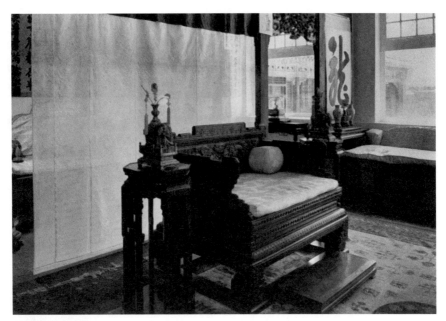

慈禧垂帘听政处

治帝死后，慈禧太后选择立年仅四岁的载湉为帝，从而为其垂帘听政创造了条件。

尽管种痘技术不断被推广，晚清时期还传入了国外的牛痘接种术，但对于社会的天花预防和治疗作用还是十分有限。据余新忠教授的研究，即使是在社会经济发达的江南地区，乐观估计，也只有三四成以上的婴儿接种痘苗[1]。官员彭蕴章就将小儿天花与妇女胎产、男子痨瘵并列为导致人口死亡最为惨烈的三种疾病[2]。名医王士雄在医案中记载了天花流行对婴孩的杀伤惨状，"上年秋燥冬暖，略无霜雪，河井并涸。吾杭自九月间起，天花流行，十不救五。小儿之殇于是者，日以百计。"[3] 这次天花流行造成的死亡率达到五成左右，小儿死亡更多，一天就有百人之多。

1　参见余新忠的《江南种痘事业探析》，《清史研究》2003 年第 2 期，第 35 页。
2　参见徐大椿：《慎疾刍言》彭蕴章序，中华医典版。
3　参见王士雄：《王氏医案》卷二，见盛增秀主编：《王孟英医学全书》，第 274 页，中国中医药出版社，1999 年。

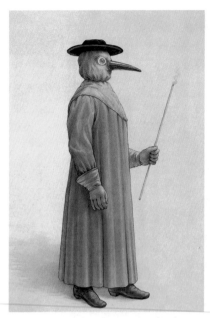

穿着十七世纪防疫服装的西方医师

而由种痘引发的传染也会带来死亡的阴霾，由王士雄的记录中可知一二：

"吴雨峰明府家，嘱儿科为其仲郎所出之两孙种痘。下苗二三日，发热咽疼。医以为痘之将形也，投以升透之药，赤斑似锦，咽烂如焚。半月之间，阖家传染，诸医莫敢入其室。……孟英往诊时，见其三郎耕有、四郎小峰尚未病，亟曰：'已病者固当图治，未病者尤宜防患。'传以青龙白虎汤代茶恣饮，竟得无恙。其令阃洪宜人及仲媳，皆为之治愈。此外如其长媳、其令媛、其三孙、其仆、其探病之女戚，殒于是病者七人焉……"[1]

种痘的失败，造成了知府吴雨峰全家传染。诸多医家不敢到病家治疗，在王士雄的预防和治疗下，病家的两个孩子和两个大人得救，但其他七人全部死亡。种痘失败会造成如此惨祸，因此王士雄反对种痘。

一些文人士大夫在文集中吐露了子女患痘而死的悲苦。汪琬在《亡儿蘏瘗志》中记述，顺治十二年，他从京师回来，家庭贫困，负债累累。女儿慧姑死于天花，葬后家庭经济更加困难。冬天儿子蘏儿又因衣服单薄而患伤寒，第二年春天发痘，七日而死[2]。接连遭受丧子之痛，汪家受到的打

1　参见王士雄：《王氏医案》卷二，见盛增秀主编：《王孟英医学全书》，第275页，中国中医药出版社，1999年。
2　参见汪琬：《钝翁前后类稿》卷四十五"亡儿蘏瘗志"，见《清人诗文集》九四册，第329页，上海古籍出版社，2011年。

击可想而知。曹锡宝在一篇序文中，也回忆了自己一儿、二女都死于痘病的痛苦经历[1]。

重复书写的名医故事

天花对清代社会有如此之危害，且任何人都可能遭祸，因此几乎每个家庭都会延医诊治。文献中记载了不少治痘如神的名医。而且有些相同模式的治痘故事在不同文献中被不断书写，套用在不同医家身上。其中，以激怒法治愈病者的故事最为典型。

据嘉庆《松江府志》载，明代医家秦昌遇"善医，尝行村落，见妇人淅米，谓其家人曰：'妇痘且发，当不治。须激其怒，使毒发于肝部。'乃使仆骤抱之，妇大怒，昌遇曰：'可矣。'痘发投药而愈。"[2]

医家秦昌遇通过抱腰而激怒女性病者，以使其发痘，从而挽救了其生命。这则故事被《三异笔谈》转引，仅在情节上有些改变和添加。病者为织布女，仆人抱腰之前与秦昌遇有交流，之后病家纠集村人捉拿仆人，秦昌遇给病家作解释。结局是秦昌遇推荐另一位医家治疗[3]。

这个模式也被套用于叶桂的治痘事迹中。

叶桂"……尝偕外甥闲游，甥年十五，经某家后园过。有女约十六七，在园内摘花。问外甥曰：'佳否？'答曰：'佳。'曰：'汝可潜至后，齐腰抱之，我与汝聘为妇，何如？'甥不敢。曰：'我所命何妨！'促之去。甥果踰墙，潜至后抱之，女大惊而嚣。家人至，拟执而鸣官，天士隔墙止之曰：'无须，此我外甥也。'是家固与天士相善者曰：'因何袖手视？令甥戏人闺女乎？'曰：'此我命

1　参见曹锡宝：《古雪斋文集》"痘疹定论序"，见《清人诗文集》三四四册，第 642 ～ 643 页。
2　孙星衍、莫晋纂：《松江府志》卷六十一"艺术传"，见《中国方志集成》上海府县志辑二册，第 442 页。
3　参见许仲元《三异笔谈》卷四"秦景明"，见《笔记小说大观》二〇册，第 475 页，江苏广陵古籍刻印出版社，1983 年。

伊救令姑娘者。'曰:'何谓救?'曰:'三日后如不出痘,我自偕舍外甥来,负荆请罪。如出痘,则非我断不能治。'是家素信天士医道神通,姑妄听之。三日后果出痘,群医咸谓不治之症。延天士至,天士曰:'我固谓非我不可也。'当用药三剂,即起水上浆,又二剂,结痂而愈。遂为外甥求亲,是家感活命恩,许之。后问何以知其将出痘,又何以为救。曰:'吾观其耳后,及太阳,痘纹甚现,故知将出痘。惟满面肝肾之色,其毒必深,恐出痘时,毒不能达,故猝然惊之。惊则不待痘发,发其毒早已起,而离其原所矣。他人之所以不能施治者,因其不知病源耳。我则知其毒发于惊,从此消息,故可治也。'"[1]

"故事梗概"与秦昌遇的治痘模式完全相同,至于故事情节,则比前者详细且饶有趣味,还增加了对诊断和治疗的医学解释。

方志中关于宝应医家应从周的传记中也有此类桥段。应从周"尝见一浣衣女,从周命其徒往搂之,女惭忿欲死。里人责其非礼,从周曰:'此女额边有紫纹,系闷心痘也。药力不足以攻之,不令急躁,痘不得出,必至闷死。今无虑矣,三日内必见。'果验。"[2]

从明代医家秦昌遇,到清代医家叶桂、应从周,他们生活在不同的年代和地域,但其治痘故事的模式竟然基本相同:病者都是女性,病都是用普通方法不能治疗的天花,治疗的方法都是激怒,具体措施是突然抱住病者,应从周的故事中是搂,之后再服药治愈。只是在情节上有一些差异。

其他模式的治痘故事还有闷痘治疗,用蚊虫叮咬等。有人以这三种模式的故事概括为三种治痘方法——"惊出而疗之"、"以蚊虫吸毒血而疗之"、"闷出而疗之"[3],从治疗技术的角度来看,似有一定道理,只是无法解释众

1 青城子:《志异续编》卷三"痘症",见《笔记小说大观》二七册,第378页。

2 参见冯煦、朱炳生纂:《宝应县志》卷十七"医术",见《中国方志集成》江苏府县志辑四九册,第256页。

3 参见高勇、乌云毕力格的《清代天花的预防治疗及其社会影响》,《内蒙古大学学报(人文社会科学版)》2003年第4期,第32页。

医家治痘的模式为何几乎相同。其实,故事的初衷与其说是叙述治痘的方法,不如说是在表现诸位名医的高超医术。因为,这些方法都是非常规的,且须承担一定风险,如果医家对病情的诊断不能做到"目无全牛",治疗很难取得成功。这些疗法即使存在,也不太可能被普遍采用,且限于资料,很难考证其真伪。

如果以新文化史的视野来看,同种模式的故事不断被书写,实际上反映时人的某种固有观念,以及对某种事物的惯常看法。天花横行,对生命肆意践踏,众多医家不知所措,此时有医家能预先确诊、妙手回春,这是何等神技术,这样的医家又是何等的英雄。所以,文人不断书写的名医治痘故事恰好符合社会的心理预期,满足了时人对"治痘英雄"般医家的渴望。因此,这种颇具程式化和戏剧性的故事不仅鲜受质疑,反而大受喜爱和追捧。

将目光投向弱者的德医

相关文献中,也载有不少医德高尚的医家。

沛县医家甄遇善于治痘,被好友聘请至京师治病。因为疗效甚佳,许多达官贵人争相延请。甄遇将其治痘秘笈公开,"每至一处,辄假人抄写"[1]。甄遇都公开治痘秘笈,意味着失去不少的赚钱机会,降低自己在医疗市场的竞争力,但对当地社会的天花治疗无疑具有重要意义。甄氏表现出了"损己利人"的医家形象。同时,甄氏公开自己治痘秘笈的做法,促进了治痘技术的传播和发展,从而为整个社会医疗环境的改善提供了技术支援。

有的治痘名医还救济贫病之家。精于儿科、善于治痘的高淳医家许元礼,给贫者赠钱,被众人称为"君子医"[2]。

---

1 赵锡蕃:《沛县志》卷十三,见《中国方志集成》江苏府县志辑六三册,第189页。
2 吴寿宽纂:《高淳县志》卷二十"列传·艺术",见《中国方志集成》江苏府县志辑三四册,第314页。

金山医家宋景祥，也在治痘时竭力救助贫穷病人。

> "宋景祥，金山人，子函可，并以治痘著。有乡人先延函可至其家，函可谓不治。其人以独子，故复求景祥。景祥往视，曰：'尚可生。'晚来取药，归责函可曰：'某家儿，何为轻弃？'对曰：'彼赤贫，安所得药而治之？'景祥曰：'已许其生矣。'乃手煎一瓯，付之。得不死，盖药用人参，乡人不知也。"[1]

宋景祥为了救治贫病之家的独子，不惜失去儿子的名誉，免费给病者赠送人参等名贵药物服用，从而挽救了病者的生命。

为了优先救治贫病之家，有些治痘医家不惜拒绝诊治富贵之家的患者。有位名为施顺衡的小儿医家，善于治痘，当地病家争相延请。有家贫不能买药者，施氏免费给药，且不给富贵病家治病，"惧人减美也"[2]。不到富贵之家治病，专给贫病治病，这意味着失去丰厚的报酬。一般医家是不可能做到的。

上述三位医家免费给贫病之家治痘，甚至专门为贫者治痘，这种免费诊治对于社会底层的治痘工作发展具有重要意义。在某种程度上，此举部分调整了医疗资源在社会阶层分配的不平衡状态，减缓了社会底层医疗资源的紧张形势，从而促进了当时社会的稳定，增加了社会和谐的因子。

庸医"杀人"

面对难以治疗的天花，医家容易治疗失误，或者干脆束手无策，尤其是对于技术平平的大多数医家来讲。因此，在关于治疗天花的文献中，常

---

1 孙星衍、莫晋纂：《松江府志》卷六十一"艺术传"，见《中国方志集成》上海府县志辑二册，第 458 页。
2 参见陈名夏：《石云居文集》卷五"施顾衡传"，见《清人诗文集》一六册，第 94～95 页。

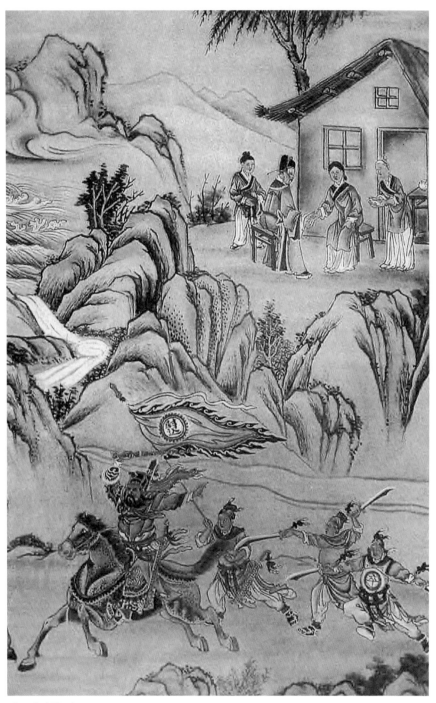

孙思邈诊脉图

岐山县周公庙药王洞壁画

图中所绘孙思邈为一贫家患者精心诊治，表现了人们对医德高尚医生的崇敬。

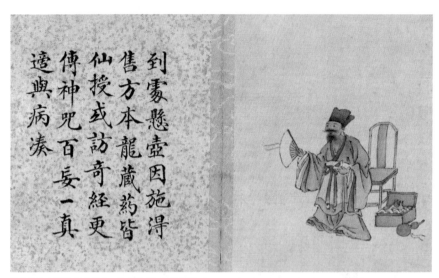

清代社会亦不乏浪荡里巷、敷衍患者而牟利的医生，
图为故宫博物院藏《周鲲村市生涯图册》中所绘卖膏药者。

有一些批评庸医的论述。官员陈玉璂认为，

> "症险虽药无功，非险不药亦愈。然父母之爱其子，险固求之
> 医，不险亦求之医。医苟不能辨则药必杂施，反因以致死者比比。
> 故昔人谓：'痘死，非死痘，死医。'嗟乎，可哀矣！"[1]

陈氏引用古人的说法，批评了误治而导致患痘小儿死亡者甚多的庸医，
进而认为不少患痘病者并非死于病，而是死于误治，而因误治天花而"杀人"
的庸医比比皆是。

曹锡宝的三个孩子都死于痘，当初在患痘之际，曹氏延请的多位医家
都诊断为险症，无法治疗，结果三个小孩夭折。事后，他阅读了名为《痘
疹定论》的医书后认为，其实三个小孩的天花都可以治疗，只是自己当时

---

1 陈玉璂：《学文堂集》"叶子容痘学真传序"，见《清人诗文集》一四二册，第749页。

昧于医理，才听信医家的误诊[1]。可见，曹氏最后以为三个爱子实际上都死于庸医之手。

正是由于当时社会上庸医误诊、误治小儿天花而致死事件屡屡发生，因此，有些人严厉批评治痘医家，知医理的薛景福就是如此。他不仅激烈指责医家误诊误治，而且当面嘲讽一位因小孩死亡而哭泣的儿科医家，曾有一幼医之女痘殇，哭甚哀。余笑谓之曰："君当取《左传》语自为忏悔，因朗诵'余杀人子多矣，能无及此乎'"。嗟嗟！余岂好为垢病哉？亦思稍挽狂澜，为婴儿开一线生路耳。[2]

薛景福这种做法未免过于冷酷，但冷酷的背后是薛氏对庸医误治杀人恶行的极度仇恨。在某种意义上，他这种行为是对其内心愤懑情绪的一种发泄。尽管薛氏此举未必得到大多数人的认可，但他对庸医憎恨和批评的态度应该在当时社会有一定的代表性。

宫廷中也有"高级"庸医。1874年十二月，同治帝患天花，慈禧命医家李德立和庄守和治疗[3]。前期李氏曾取得一定的疗效，同治帝病情好转。但在十二月二十四日后，病情逐渐恶化，到1875年一月十二日死亡。在此病情恶化期间，翁同龢在日记中多次表达对李德立治疗的不满。如一月五日，翁同龢在奏事处碰见李德立和庄守和，向他们询问皇帝的病情，得知皇帝腰部疮口如碗大，流脓很多。翁同龢认为，御医之前用温补没有见效，现在改用凉润，认为他们"但求守住徐看，实无把握"。在询问具体的用药后，认为他们"语甚多，大略多游辞也"。一月十日，同治帝"腰间红活而牙龈黑烂，下利黑粘"，翁同龢在南书房见到御医，询问情况后，认为他们"其言甚辨"，自己"不能折之，唯唯而退"。一月十二日，同治帝病情危重，翁同龢认为御医对药方的加减是"梦呓"。当见到李德立向慈禧太后上奏同

1 参见曹锡宝：《古雪斋文集》"痘疹定论序"，见《清人诗文集》三四四册，第642～643页。
2 薛景福：《回澜论》，见《吴医汇讲》卷五，第59～61页，上海科学技术出版社，1983年。
3 张哲嘉对同治帝患痘期间医病关系有精彩的分析，参见张哲嘉："The Therapeutic Tug of War: The Imperial Physician-Patient Relationship in the Era of Empress Dowager Cixi（1874～1908）"，Ph.D.1998, pp.84～122.

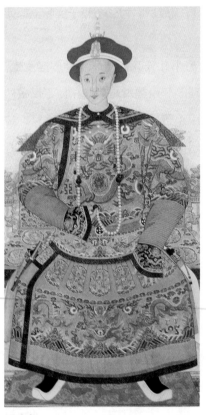

同治帝

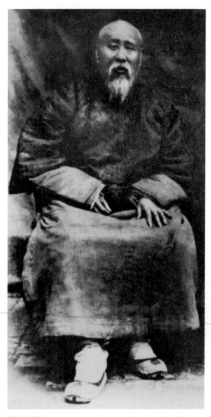

翁同龢

治帝病情时，翁同龢当面呵斥李德立"何不用回阳汤"。李德立认为不能用，只能用麦参散，但皇帝当时已经无法下咽，之后很快死亡[1]。虽然慈禧太后并没有给其治罪，但在翁同龢看来，李德立误诊误治，而且很能狡辩，就是一个十足的庸医。

身为帝师的翁同龢，尽管知识渊博、地位高贵，但毕竟对医学了解有限，在与李德立的辩论中屡次败下阵来。他虽然十分恼火，却无可奈何。翁李之争侧面反映了上层社会的病家与医家之间曲折的关系。同时，翁同龢记载了病者母亲慈禧太后的形象。作为母亲，慈禧太后在同治帝患痘后忧心

1　参见陈义杰整理：《翁同龢日记》第二册，第 1082～1083、1085、1086 页，中华书局，1989 年。

忡忡，不时掉泪，祈祷痘神娘娘保佑。在病情好转之际，慈禧太后十分高兴，与朝臣庆贺。在病情恶化期间，慈禧太后先后两次召集大臣，商讨治疗对策，对于有些臣子换医的建议，慈禧太后深思再三，还是放弃。在同治帝病势危重之际，慈禧太后听完李德立的奏闻后，哭得说不出话来，在同治帝死亡后嚎啕大哭。正如张哲嘉所说，面对同治帝的死亡，慈禧太后像其他丧子的母亲一样，显得无助[1]。从犹豫、忧戚、迷惘、哭泣到最后的悲痛欲绝，同治帝的患痘和死亡瞬间淡化了慈禧太后身上手握皇权、纵横捭阖的枭雄标签，凸显了她与天下百姓并无二致的母亲身份。天花的肆虐也使王权主导的宫廷倏忽变为治病场所。宫廷是帝后朝臣弄权之处，也是他们日常生活之所在。在医治皇帝天花的历史叙事中，我们可以看到宫廷生活中比较特殊的一种状态。

淫医的"业报"

相对来说，这样极端的医师形象在与治痘相关的文献中十分少见。《阅微草堂笔记》记述了一位乘机奸淫病者母亲的医家。

> 肃宁王太夫人，姚安公姨母也。言其乡有嫠妇，与老姑抚孤子，七八岁矣。妇故有色，媒妁屡至，不肯嫁。会子患痘甚危，延某医诊视。某医与邻媪密语曰：是证吾能治。然非妇荐枕，决不往。妇与姑皆怒詈。既而病将殆，妇姑皆牵于溺爱，私议者彻夜，竟饮泣曲从。不意施治已迟，迄不能救。妇悔恨投缳殒。人但以为痛子之故，不疑有他。姑亦深讳其事，不敢显言。俄而医死，俄而其子亦死。室弗戒于火，不遗寸缕。其妇流落入青楼，乃偶以告所欢云。[2]

---

1 关于李德立的庸医形象，参见陈义杰整理：《翁同龢日记》第二册，第 1073 ～ 1086 页，中华书局，1989 年；关于慈禧太后在同治帝期间的形象，参见张哲嘉："The Therapeutic Tug of War: The Imperial Physician-Patient Relationship in the Era of Empress Dowager Cixi（1874 ～ 1908）"，Ph.D.1998, pp.84 ～ 122.

2 纪昀：《阅微草堂笔记》卷八，见《笔记小说大观》二〇册，第 289 页。

　　这位医家借治疗病者天花之机，要求病者守寡的母亲与其同房。病家起初不肯，后来儿子病危，母亲不得已答应了医家的要求。结果因为错过治疗时机，病者死亡，母亲悔恨自杀。更为可悲的是，病者祖母为了名节，没有以此追究医家责任。而这位德行尽失的医师也遭到报应——自己与儿子死亡，妻子流落青楼。故事以恶报的结局，谴责了乘人之危，淫人妻女的医家。这种因果报应的故事反映了社会对这类医家的谴责。

　　难以治疗的天花为一些拥有高超医术的医家提供了社会权力，他们固然可为社会发展做出贡献，但同样可能凭借权力危害社会，这位淫医正是如此。可以推想，这位失德的医家应该很擅长治痘，否则病家很可能另请高明。儿子的天花重症，美丽的寡居母亲，好色而医术高超的医家三个因素共同制造了母子俱死、家破人亡的悲剧。而悲剧的发生，关键在于高超的治痘医术为医者提供了胁迫病家而作恶的社会权力。通过这则故事，我们可以了解到清代医疗与社会权力之间复杂的关系。在民间医疗制度基本缺位的情况下，这种社会权力不能受到有效的监督和制约，而业报便成为威慑和约束社会权力、制裁罪恶的一种手段。

　　在清人日常生活中，天花就像生老病死一样，是每个人不可避免的。为了治痘，大多数病家都得延请医家治疗，这样，医家与每个人都发生了关系。尽管清代医学在整个古代已发展至巅峰，但对于天花的治疗并不能完全成功。患天花之后，不少人，特别是婴幼儿，如果体质较弱或者碰到庸医，就会有生命危险。在这种情况下，治疗天花成为清人一生中的大事。在治疗天花的过程中，不同形象的医家登上舞台，与病家一起，书写着时人的日常生活。而医家不同的形象既表现了医病之间复杂的关系，也反映了清人的思维和心理世界。

七世达赖喇嘛相关医案研究

王振宇

七世达赖喇嘛格桑嘉措壮年早逝，原因复杂。
清代档案中较为全面的记录了七世达赖去世前的病情及治疗过程。
对相关医案的详细分析，研究御医 [1] 李德明对其治疗的思路和遣方用药特点，
可从医学角度探析
这位西藏历史上地位堪重的宗教领袖生命中的最后阶段。

达赖喇嘛格桑嘉措（1708 年 ~ 1757 年）是藏族历史上的一位重要的宗教领袖 [2]。他是四川理塘人，八岁出家，九岁迁青海西宁塔尔寺，康熙五十八年(1719 年)清朝政府承认其为第六世达赖喇嘛 [3]。格桑嘉措一生经历了诸多重大事件，他努力维护西藏地方的社会稳定，维护清朝国家的统一，反对分裂的叛乱，是清朝中央授权掌管西藏地方政务，使政教集于一身的一代达赖喇嘛。

因在诸多政治事件中贡献颇大，康熙、雍正和乾隆等三朝皇帝都给予了格桑嘉措极高的宗教地位和政治待遇。特别是在乾隆二十年（1755 年），乾隆皇帝在得知七世达赖喇嘛病重的消息之后，立即派出太医院两名"娴熟医道之御医" [4] 不远万里入藏为他诊病。据《七世达赖喇嘛传》记载，但其中一名年老的医师在进藏途中因故去世，太医院吏目李德明到达拉萨，

1　御医是清朝太医院的一种职务，与院使、院判、吏目、医士、医生并称。"御医"在本文中也泛指在清朝太医院从事医疗工作的人员。

2　陈庆英等编著：《历辈达赖喇嘛生平形象历史》，第 330 页，中国藏学出版社，2006 年。

3　西藏历史上曾先后出现过三位六世达赖喇嘛。格桑嘉措最初被封为六世达赖喇嘛，至乾隆时期朝廷才承认仓央嘉措为六世达赖喇嘛、格桑嘉措为七世达赖喇嘛。

4　陈庆英等编著：《历辈达赖喇嘛生平形象历史》，第 326 页，中国藏学出版社，2006 年。

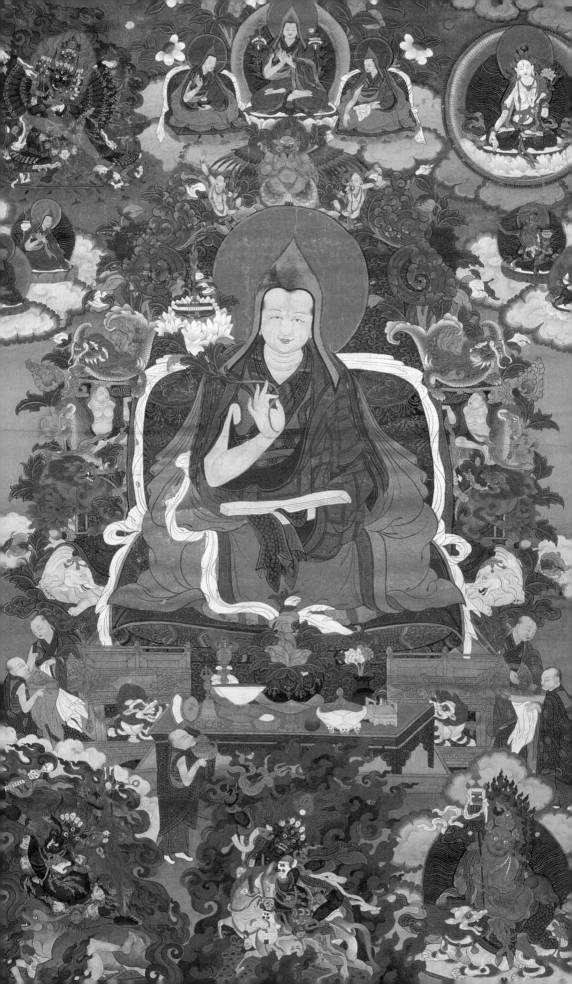

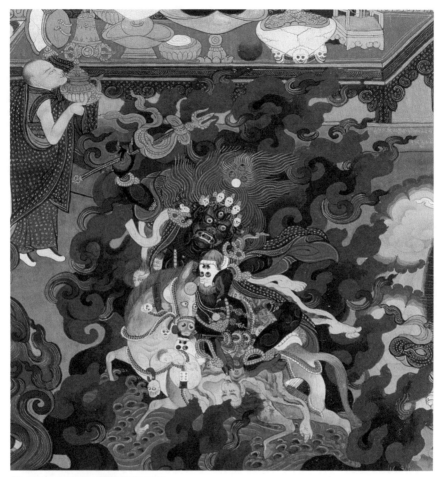

清人画达赖喇嘛源流像轴及局部

延伸阅读

　　图中所绘格桑嘉措神态庄重，结跏趺坐，右手拈莲花，左手持佛经。上方正中为格鲁派"师徒三尊"宗喀巴和他的两大弟子贾曹杰、克主杰，左方为大威德金刚，右为白度母；左侧是五世班禅和释迦牟尼，右侧是文殊菩萨和妙音菩萨；下部左起为阎魔尊、吉祥天母、黄财宝护法。背面有白绫，墨书汉满蒙藏四文题记："乾隆二十六年三月初六日　钦命章嘉胡土克图认看番画像达赖喇嘛源流一轴……中"。另有黄条："中　此样一分十三轴"。

清人画达赖喇嘛源流像轴附三体文字说明

为七世达赖喇嘛看病并随诊一年，直至他去世。从乾隆二十一年二月初六到乾隆二十二年二月初三，在驻藏大臣上奏皇帝的五份奏折（附太医院吏目李德明汉文奏折）[1]中，较为全面地记录了七世达赖去世前的病情及治疗过程，为后人留下了一份珍贵的资料。

　　本文对七世达赖喇嘛相关医案进行了详细的分析，深入研究了太医院吏目李德明的治疗思路和遣方用药的特点，并根据七世达赖的病症提出了笔者的学术观点。

太医院与李德明

　　清朝太医院是专门服务于宫廷的医疗机构，为五品衙门，设院使一人、左右院判二人、御医十三人、吏目二十六人、医士二十人、医生三十人[2]。其中，御医、吏目、医士均负责治疗疾病，而医生为未入流者，负责药品

1　相关档案记载详见附录，档案引自《七世达赖喇嘛圆寂前后》（季永海、关精明，《中国藏学》1993 年第 4 期）及《清宫珍藏历世达赖喇嘛档案荟萃》（索文清、郭美兰主编，宗教文化出版社，2002 年）。

2　单士奎：《清代太医院》，《清宫医案集成》，第 1138 页，科学出版社，2009 年。

制造。太医院的医疗资源属于皇家私有，其所有医事活动必须听从皇帝的旨意而行。御医在宫外为皇族或王公大臣诊病，必须经皇帝批准，其治疗情况亦必须及时上奏。一般情况下，只有对于非常重要的人物，皇帝才会主动派遣御医前去治疗疾病。1755 年，乾隆皇帝主动派遣御医入藏为七世达赖喇嘛诊病，足见他对于七世达赖喇嘛的重视。

在七世达赖圆寂前一年为他诊病的御医名叫李德明，据档案记载，此人是太医院的八品吏目。如前所述，根据清宫的医事制度，吏目是清朝太医院的一种职务，其级别在院使、院判和御医之下，一般八、九品各十三人。如以现代眼光来看，这一职务或许相当于今天的副教授、副研究员等副高级专业技术职称。虽然级别较御医稍差，但能够成为太医院的吏目，其业务水平的要求是相当高的。周文泉先生在《御医难当》一文中提到，"其应诏入宫者，皆是各省督抚举荐之名医，部分太医院培养者，亦因师从高手具有一定水平"[1]。

非常有幸，笔者在乾隆朝的清宫医案[2]中找到一条与李德明有关的记载：

> 乾隆十四年正月初四日，太医院八品吏目臣李德明谨奏：奉旨看得班臣（禅）额尔德尼来使堪布依什锡宁病，系中气素虚，脾阴不足，今复因外受风湿，以致头晕目黄，两胁胀满，身肢疲倦、饮食懒思，小水短赤，脉息弦缓无力。服过加减茵陈五苓清金和胃等汤，诸症俱好。谨此奏闻。

根据此条档案的记载以及日后派遣出诊的资料，可以作两个初步的判断，一是李德明在太医院供职至少已经 6 年以上，其医术是十分高明的；二是李德明可能专门负责为涉及西藏的有关人员提供医疗服务。

---

1 周文泉：《御医难当》，《清宫医案集成》，第 1353 页，科学出版社，2009 年。
2 堪布依什锡宁黄疸病治案，《清宫医案集成》，第 175 页，科学出版社，2009 年。

七世达赖喇嘛去世前的治疗过程与方案分析

  根据《七世达赖喇嘛传》记载，七世达赖承担的各类公务和宗教事务异常繁重，其腿部、膝部和脚部都曾患病，平素时常患感冒。去世前这次发病，是从藏历木狗年（1754 年）开始的，"新春祈愿法会结束后，喇嘛略感风寒，旧病复发，病势加重"[1]。当时，达赖喇嘛的症状主要是咳嗽和痰中带血[2]，经"向护法请示预言"[3]后，除了做祈寿法事之外，并未做更多的治疗，其病情未见好转但也"无加重迹象"[4]。这一年的秋天，从群科杰寺"返回后旧病复发，逐渐加重，多次吐血"。到了藏历木猪年（1755 年），"喇嘛经常咳嗽，大量出血，病势日重[5]"。

  这一阶段主要由藏医负责达赖喇嘛的治疗，前期"因香噶丹群科寺僧额木齐桑珠坚赞擅长医术，留为侍从，切脉诊治"[6]。之后，六世班禅派医师本仓格隆为达赖诊病并随诊在达赖身边。但本仓医师"诊治用药""与以往医师相同"[7]，治疗效果依旧不佳。值得注意的是，在这一阶段达赖喇嘛按照诸位医师和驻藏大臣的请求，到罗布林卡以冷水养身，起初似乎略有疗效，但很快病情加重，"坐水时，不断咳嗽，多吐血痰，以致无法朝拜"[8]，"咳嗽出血甚多，不得不中止摩顶接见"[9]。虽然冷水养身令病情加重，令人遗憾的是"医师们却认为此次冷水浴已制服病痛，让继续以水养身，任血自流，并言若用药数日，即可断除病根，但虽持续行之，却未见损利。"[10]

1 章嘉·若贝多杰著、蒲文成译：《七世达赖喇嘛传》第 324 页，中国藏学出版社，2006 年。
2 章嘉·若贝多杰著、蒲文成译：《七世达赖喇嘛传》第 325 页，中国藏学出版社，2006 年。
3 章嘉·若贝多杰著、蒲文成译：《七世达赖喇嘛传》第 325 页，中国藏学出版社，2006 年。
4 章嘉·若贝多杰著、蒲文成译：《七世达赖喇嘛传》第 345 页，中国藏学出版社，2006 年。
5 章嘉·若贝多杰著、蒲文成译：《七世达赖喇嘛传》第 347 页，中国藏学出版社，2006 年。
6 章嘉·若贝多杰著、蒲文成译：《七世达赖喇嘛传》第 347 页，中国藏学出版社，2006 年。
7 章嘉·若贝多杰著、蒲文成译：《七世达赖喇嘛传》第 354 页，中国藏学出版社，2006 年。
8 章嘉·若贝多杰著、蒲文成译：《七世达赖喇嘛传》第 353 页，中国藏学出版社，2006 年。
9 章嘉·若贝多杰著、蒲文成译：《七世达赖喇嘛传》第 356 页，中国藏学出版社，2006 年。
10 章嘉·若贝多杰著、蒲文成译：《七世达赖喇嘛传》第 353 页，中国藏学出版社，2006 年。

　　经过这样的一番治疗，达赖喇嘛的病情日益沉重。在接到驻藏大臣关于达赖喇嘛病重的奏折后，乾隆皇帝于乾隆二十年(1755 年)十一月初四，派遣乾清门侍卫富经率太医院医师赴藏。富经等人于乾隆二十一年（1756年）正月二十六日抵藏。按照乾隆的旨意，在此后的一年时间里，太医院吏目李德明一直随诊在七世达赖身边。

　　档案中共有四份李德明医师撰写的关于七世达赖喇嘛的病案，比较全面的反映了达赖喇嘛去世前近一年时间的治疗思路与过程。

乾隆二十一年二月初六日：初诊情况

　　初诊时，达赖喇嘛的主要症状是"咳嗽气喘，痰中带血，胸隔不舒，饮食懒少，精神疲倦"[1]，且"脉息虚细无神，病势缠绵"。李德明医师诊断为"暴寒伤气日久，脾肺两虚、咳嗽吐血之症"，治疗先后"用过益气宁嗽、益气甘露等汤"，并继续使用"益阴甘露饮，兼午服归脾丸二钱五分调治"。从益阴甘露饮的组成看，李德明医师基本采用了补益的方法，药用黄芪、白术、茯苓以益气健脾，当归、麦冬、天冬、生地、川贝母滋阴润肺平喘，并用橘红、桔梗、炙甘草止咳祛痰。但在五天时间里（二月初一日开始治疗，二月初六日上奏）治疗的效果尚可，"病势稍减"。

乾隆二十一年三月初三日

　　在治疗一个月之后，达赖喇嘛治服过益阴甘露、宁嗽等汤"，"喘嗽微减，脉症稍和"，但仍然"形气瘦弱"，"喘嗽痰盛，动作气怯"。李德明医师没有做新的诊断，开出了"培阴甘露饮"，与前一方相比基本没有变化，只是去掉了补气的黄芪，加入了白芍、半夏。

乾隆二十一年六月二十三日

　　三个月之后，达赖喇嘛病情有所好转，"咳嗽渐止，脸色亦比以前稍

1　本文中涉及达赖喇嘛病情的引文字均为档案原文。

好"，医师李德明称："月自交立夏以来，脉息缓和，精神元气渐渐有增；咳嗽痰盛较前稍觉减些"。从六月二十三日的奏折看，七世达赖的症状主要是"惟有时或咳嗽痰盛些"，"前已服过培阴甘露养荣扶脾等汤"，此次李医师开出了"扶脾宁嗽汤"，虽然汤剂名称不同，李德明医师的治疗思路依旧没有变化，方子的组成与前方相比，只是去掉了桔梗、白芍，加入了犀角、丹皮。笔者认为，此次病情的好转与季节的变化也有一定关系。因达赖喇嘛原系暴寒伤气，天气转暖后，外界阳气日盛，对其身体好转有所帮助。

驻藏大臣伍弥泰等奏达赖喇嘛病重请另派良医并呈览太医院吏目李德明奏片折及李德明用之纳气保元汤药方[1]

乾隆二十二年二月初三日：七世达赖临终前的病情与治疗方案

之后的半年多时间，达赖的病情一直比较稳定，"形气面目，饮食精神，起居照常，脉症全愈，不过偶然稍有咳嗽"。但在乾隆二十二年正月二十八日，"复因劳碌，旧症举发"，且病情异常严重。具体的症状有"喘嗽复作，精神短少，咯吐稠痰，稍带血丝，胸闷气喘，夜间少寐，不思饮食"，"渐渐形气羸惫，鼻孔发煽，脉息虚细无神"。李德明医师没有明确的做出诊断，但认为达赖喇嘛"元气素伤"，因此预后不良，"病势险，大可畏"。在治疗方面，"拟用过保肺、定喘等汤"，但"罔效"，于是最终"设法用纳气保元汤，竭力调治"。虽然病情与前次变化很大且十分危急，但李德明医师的治疗思路没有大的变化，依旧选择了滋阴润肺、化痰降气的方法，纳气保元

1　索文清，郭美兰主编：《清宫珍藏历世达赖喇嘛档案荟萃》，第97～98页，宗教文化出版社，2002年。

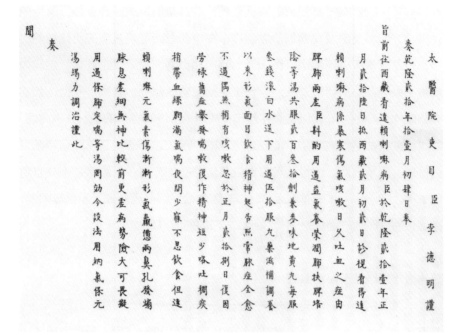

太医院吏目李德明奏报七世达赖病情及拟用药方片单副本

汤方剂的组成也与前几方十分相似。

遗憾的是，由于病情恶化，七世达赖喇嘛正是在上奏的当天（乾隆二十二年二月初三日）在布达拉宫圆寂。

问题研究

七世达赖喇嘛的早逝原因十分复杂。我们今日所见的病情记录等相关资料比较简单，远未详明。仅从文献档案的有限记载判断，其主要原因是他素有旧疾且日常事务繁忙，过于劳累。在治疗的初期，藏医的诊疗不当，延误了治疗时机，致使病情快速恶化，也是七世达赖早逝的原因之一。同时，对于李德明医师的治疗，笔者认为也存在一些可以商榷之处，值得认真研究。

从客观的条件分析，李德明医师对达赖喇嘛的治疗具有很多有利的条件。首先，达赖喇嘛是西藏的宗教领袖，他具有很好的医疗条件，医生随诊身边，能够及时发现病情予以治疗；在用药方面更是具有无可比拟的优势，一是基本可以不考虑经济因素而使用名贵的药材；二是药材肯定均为质量上乘之品，很可能是从北京太医院携带到西藏的。其次，七世达赖喇嘛当时 48 ~ 49 岁，可以说尚在壮年，从理论上讲其身体的正气并不虚弱，如果治疗得法是很有希望取得较好疗效的。再次，李德明是乾隆皇帝派来的御医，医术高明，七世达赖对他应是信任有加，这对于治疗是十分有利的条件。考虑到上述的有利因素，排除因政治原因而用药过于谨慎等因素，笔者认为李医师的治疗主要有以下三方面问题值得商榷：

总体治疗思路过于偏重滋阴

李德明医师在对七世达赖喇嘛长达一年的治疗中，"共服二百三十剂，兼麦味地黄丸，每服三钱，滚白水送下，用过五十服丸药"，虽然取得了一定的治疗效果，但笔者认为李德明医师治疗的总体思路过于偏重滋阴，未能从根本上改善病人的身体情况，调和阴阳平衡。

根据文献记载中达赖喇嘛的病情，初诊时李德明医师作出的"暴寒伤气日久，脾肺两虚"的诊断基本上是与病情相符的。但纵观几次治疗的方剂，李德明医师的治疗思路始终明显偏重于"滋阴"，而基本忽视了"扶阳"、"补气"。除了在初诊时使用了三钱炙黄芪以外，李医师再没有使用以扶阳补气为主要功能的药品，如黄芪、人参、炮附子等。特别让人不解的是，在达赖病危的紧急时刻（笔者认为，已有喘脱之象），他开出的"纳气保元汤"仍旧是一派滋阴药物。方中虽含有清宫急救常用方"生脉饮"中的"麦冬、五味子"，但缺少了最为重要的"人参"，必然难以奏效。若是一般人家，还可能是因为费用昂贵或无处购买等问题而无法使用人参，而以达赖喇嘛的条件，几次治疗均未使用人参，实在让人费解。

仔细分析达赖的病情与症状，其人"形气瘦弱"，"咳嗽气喘，痰中带血，胸隔不舒，饮食懒少，精神疲倦"，"喘嗽痰盛，动作气怯"且"脉息虚细无神，病势缠绵"。根据上述脉症，加之达赖喇嘛已经久病多时，虽然未见潮热、盗汗等症状的描述，但笔者认为七世达赖喇嘛可能是患有肺痨，症状上属气阴耗伤，且已有阴阳两虚之象。病人本身有气虚甚至阳虚的表现，必然运化无力，加之滋阴的药物如地黄、麦冬等比较滋腻，如果单纯的采用滋阴的方法，很难达到预期的治疗效果。医案中达赖喇嘛的治疗情况充分证明了这一点。

根据文献分析，笔者认为达赖的总体治疗思路，应注意三个方面：第一，应该兼顾益气扶阳和滋阴两个方面，但考虑到"有形之阴难以速生，无形之阳所当急固"，在治疗的初期略偏重于益气扶阳，较大剂量的选用黄芪、人参、炙甘草等。第二，重视温补肾阳。肾为气之根本，温补肾阳，纳气归原，使根本得固，既有助于现阶段的治疗和症状的改善，同时也防止病情进一步的发展，体现"治未病"的思想，药用炮附子、仙灵脾、肉桂等。第三，虽然达赖有咳血的症状，且肺痨病理中有"主乎阴虚"的特点，考虑到西藏的自然环境，以及达赖"暴寒伤气"的病因，可以适当选用温热之药，比如干姜、细辛、半夏等，这有助于祛除达赖喇嘛体内的寒邪，也能有效改善咳嗽、多痰等症状。

治疗思路与遣方用药过于单一

李德明医师所用的四个典型方剂用药（不含药引）均为 12 味（见表 1），其中白术、当归、茯苓、橘红、麦冬、川贝母、炙甘草等 7 味药出现在四个方子中，占总药味的 58.3%；半夏、生地、天冬、桔梗等 4 味药出现在三个方子中，占总药味的 33.3%。从上述分析可以明显看出，近一年的时间，李德明医生的治疗思路基本没有变化，甚至遣方用药都十分一致。相对比较大的变化是在六月时，用了犀角、丹皮，与以往思路略有不同，但当时达赖喇嘛"脉息缓和，精神元气渐渐有增，惟有时或咳嗽痰盛些"，患者元气正在恢复，笔者认为即使辩证为阴虚内热致咳，也不宜使用犀角、丹皮这样的清热凉血之药，有败伤阳气之嫌。

如此单一的治疗思路与遣方用药，是很难取得好的疗效。为什么太医院御医会出现这样的问题，十分值得我们深思。事实上，行医多年的临床医生往往会在不自觉中形成自己固定的思维模式以及用药思路。某些时候，这种

表 1：李德明医师所用的四个典型方剂用药表

益阴甘露饮 12 味 乾隆二十一年 二月初六日	培阴甘露饮 12 味 乾隆二十一年 三月初三日	扶脾宁嗽汤 12 味 乾隆二十一年 六月二十三日	纳气保元汤 12 味 乾隆二十二年 二月初三日
白术二钱土炒	白术一钱五分土炒	白术一钱五分土炒	白术二钱土炒
当归二钱酒洗	当归二钱酒洗	当归三钱酒洗	当归二钱酒洗
茯苓一钱五分	茯苓一钱五分	白茯苓二钱	茯苓二钱
橘红一钱	橘红一钱	橘红一钱	橘红二片
麦冬二钱去心	麦冬三钱	麦冬三钱去心	麦冬四钱去心
川贝母一钱去心	川贝母二钱去心	川贝母一钱五分去心	川贝母二钱去心
炙甘草八分	甘草五分炙	甘草一钱制	炙甘草一钱
	半夏一钱制	半夏一钱制	半夏一钱制
生地二钱	生地二钱	生地三钱	
天冬二钱去心	天冬二钱	天冬二钱去心	
桔梗一钱	桔梗一钱		桔梗一钱
	白芍二钱酒炒		白芍二钱酒洗
		犀角一钱	
		丹皮一钱五分	
黄芪三钱炙			
			玉竹二钱
			五味子一钱
引用红枣二枚去核 早晚服	引用红枣二枚去核 早晚服	引用红枣二枚去核 早晚落渣	引用煨姜二片红枣 二枚，去核，早晚 服落渣

表 2：李德明医师所用的四个典型方剂用药剂量表

	益阴甘露饮	培阴甘露饮	扶脾宁嗽汤	纳气保元汤
总重量	17 钱 8 分	19 钱五分	21 钱五分	21 钱 其中橘红二片 按一钱计算
每味药 平均重量	约 1 钱 5 分	约 1 钱 6 分	约 1 钱 8 分	约 1 钱 8 分

固定的模式就会成为医生提高自身水平无法逾越的障碍。笔者认为，时刻注意以辩证论治的精神指导临床实践，可能是避免这样问题的唯一办法。

用药剂量过轻影响治疗效果

李德明医师所开的 4 个方子，每剂汤药平均在 65 克左右（如表 2 所示），每味药的剂量平均只在 5 ~ 6 克左右。考虑到达赖喇嘛的病情，以及西藏恶劣自然环境，笔者认为李德明医师用药的剂量过轻，可能影响了治疗的效果。

结语

七世达赖喇嘛去世前的相关医案具有较高的学术价值，一方面为西藏历史研究提供了素材，同时，这些资料也为清宫医案[1]和清代中医的相关研究提供了新材料。奏折中太医院吏目李德明所奏的"汉字片"，从医生的角度简明而又全面的描述了七世达赖喇嘛近一年的患病及治疗情况，既有具体症状、病情分析及治疗方案，又有治疗效果以及预后，从一个侧面反映了清代御医的学术思想、技术能力、临证经验乃至医德医风。这些记录十分专业、真实，较一般的清宫医案更为连续详细，值得中医工作者认真研究。

本文研究分析了七世达赖去世前的医案，并提出了笔者的学术观点，供读者参考。但文章的写作目的决不是为了指摘清代太医的治疗失误，亦或是质疑太医的学术水平，而是笔者感到临床医生可以从这些医案中获得很多启示，其中最主要的有二：

一是在面对复杂的病症时，应该如何入手，如何抓住主要矛盾。以阴阳、虚实、表里、寒热为纲，明确治疗的大思路，时刻思考或者检查自己治疗的大思路是否正确。

二是行医多年的临床医生，往往会在不自觉中形成自己固定的思维模式以及用药思路，严重时甚至会形成"单执一方"的现象。形成这种现象

1　未见于陈可冀先生主编的《清宫医案集成》一书。

的原因很多,其中固然有医生自身的问题,同时客观上也与中医院分科过细,遇到的疾病相似有很大关系。这种情况危害很大,严重影响临床治疗效果。临床医生应经常反思自己的遣方用药,有没有这样的问题,竭力避免这种现象的发生,真正做到辩证论治,知常达变。

附录:相关档案资料

(一)乾隆二十一年(1756 年)二月初六

萨拉善[1]、舒泰、富经具奏、三月初一朱批的奏折中部分内容[2]:

次日,奴才等率医师李德明为达赖喇嘛诊脉。李德明说:日看得,达赖喇嘛之病,现虽有好转,然重犯复发,亦未可定。必多用药,方可痊愈。"奴才等商议达赖喇嘛用药事时,达赖喇嘛称二月初一乃吉日,即自初一开始用药,共饮药五日。看来,达赖喇嘛虽然仍咳嗽,然脸色似有好转。李德明亦谓用药对路。达赖喇嘛亦称自饮药以来,似见稍好。

奏折附有医师李德明二月初六所奏汉字片一件。内称:

看得,达赖喇嘛病,系暴寒伤气日久,脾肺两虚、咳嗽吐血之症。以致咳嗽气喘,痰中带血,胸隔不舒,饮食懒少,精神疲倦,脉息虚细无神,病势缠绵。臣二月初一日,斟酌立方,用过益气宁嗽、益气甘露等汤,病势稍减。今仍用加减益阴甘露饮,兼午服归脾丸二钱五分调治。谨此奏闻。

益阴甘露饮

黄芪三钱炙　白术二钱土炒　茯苓一钱五分

1　萨拉善、舒泰、伍弥泰为驻藏大臣,富经为乾清门侍卫,乾隆皇帝派遣他与御医一同赴藏。

2　档案引自:《七世达赖喇嘛圆寂前后》(季永海,关精明,《中国藏学》1993 年第 4 期)及《清宫珍藏历世达赖喇嘛档案荟萃》,索文清,郭美兰主编,宗教文化出版社,2002 年。

麦冬二钱去心　天冬二钱去心　当归二钱酒洗

生地二钱　橘红一钱　川贝母一钱去心

桔梗一钱　炙甘草八分

引用红枣二枚去核早晚服

（二）乾隆二十一年（1756年）三月初三
萨拉善、舒泰具奏、四月初六朱批奏折部分内容

此间，达赖喇嘛饮药之后，仍咳嗽，脸色与前一样。奴才等问李德明，答称达赖喇嘛脉好。

奏折附有李德明三月初三所奏汉字片一件。内称：

前已服过益阴甘露、宁嗽等汤，喘嗽微减，惟有形气瘦弱些，喘嗽痰盛，动作气怯。臣斟酌用过益气甘露饮数剂，脉症稍和。今用加减培阴甘露饮调治。谨此奏闻。

培阴甘露饮

当归二钱酒洗　白芍二钱酒炒　生地二钱

麦冬三钱　天冬二钱　川贝母二钱去心

茯苓一钱五分　白术一钱五分土炒　半夏一钱制

橘红一钱　桔梗一钱　甘草五分炙

引用红枣二枚去核早晚服

（三）乾隆二十一年（1756年）三月二十六日
萨拉善、舒泰具奏、四月二十九日朱批奏折部分内容

达赖喇嘛身体，自三月初五以来，咳嗽渐止，脸色亦比以前稍好。医师李德明称："达赖喇嘛之脉颇好。"达赖喇嘛告诉奴才等说："大圣皇帝施恩钦派医师赏药，自我服药以来，二月尚未觉甚好，三月我身体已很见好。从此或可痊愈。"

（四）乾隆二十一年（1756 年）六月二十三日
伍弥泰、萨拉善具奏、八月初五朱批奏折部分内容

奴才等于六月二十三日前往哲蚌寺会见达赖喇嘛。达赖喇嘛说：赖我之身体自来哲蚌寺养病服药以来，病已好大半，身体亦渐强壮，咳嗽亦较前稍止。"奴才等问医师李德明，告称：体达赖喇嘛之病，较前大有好转。唯稍有咳嗽，仍多服药后，即可痊愈。"奴才等看得，达赖喇嘛脸色比前又多好转，唯仍咳嗽。此间，除令医师李德明尽力调治外，并将李德明汉文片一并恭呈御览。

医师李德明在汉文片中称：

达赖喇嘛前已服过培阴甘露养荣扶脾等汤，自交立夏以来，脉息缓和，精神元气渐渐有增。惟有时或咳嗽痰盛些。臣又斟酌拟用过扶脾宁嗽三十余剂，咳嗽痰盛较前稍觉减些。臣仍拟用加减扶脾宁嗽汤调理。谨上奏闻。

扶脾宁嗽汤
当归三钱酒洗　生地三钱　白茯苓二钱
天冬二钱去心　麦冬三钱去心　白术一钱五分土炒
半夏一钱制　川贝母一钱五分去心　橘红一钱
犀角一钱　丹皮一钱五分　甘草一钱制
引用红枣二枚去核早晚落渣

（五）乾隆二十二年（1757 年）二月初三
伍弥泰、萨拉善具奏、二月二十六日朱批奏折内容

去年正月，太医李德明抵藏为达赖喇嘛诊病服药以来，达赖喇嘛病已渐愈，唯仍稍咳之处，先俱经奴才等奏闻。今年正月二十八日，达赖喇嘛受寒，旧病复发，全身无力，食欲皆无，面色苍白。为此，奴才等亲率医师李德明为达赖喇嘛诊视，几经服药，并无起色。二月初二，噶布伦公班第达来称：达看达赖喇嘛病情严重，并无痊愈之望。虽出赏赐之物品，聚集藏内所有寺庙之喇嘛念经，然我等仍甚惶恐，故前来告知大臣。"旋，奴才等详问医师李德明，答称："达赖喇嘛此次病情甚重，气虚喘厉，我几次用药，并不见好，实无他法。"奴才等看得，达赖喇嘛情状，病势甚重可怕，医师李德明亦无法医治属实。此处噶布伦、喇嘛、土尔扈特人等无不惶恐．仍企盼圣上施恩，另行择派良医，达赖喇嘛亦作望圣上施恩状。伏祈圣上施恩，另赏派名医。如此，方能安息西藏诸民之心，于达赖喇嘛之病亦有益。乾隆帝的朱批是"另有旨，已派人"。

奏折附有医生李德明汉文片一件。内称：

　　臣斟酌用过益气养荣润肺扶脾培阴等汤，共服二百三十剂，兼麦味地黄丸，每服三钱，滚白水送下，用过五十服丸药。滋补调养以来，形气面目，饮食精神，起居照常，脉症全愈，不过偶然稍有咳嗽。忽于正月二十八日复因劳碌，旧症举发，喘嗽复作，精神短少，咯吐稠痰，稍带血丝，胸闷气喘，夜间少寐，不思饮食。但达赖喇嘛元气素伤，渐渐形气羸惫，鼻孔发煽，脉息虚细无神，比较前更虚，病势险，大可畏。拟用过保肺定喘等汤，阁效。今设法用纳气保元汤，竭力调治。谨此奏闻。

　　纳气保元汤
　　玉竹二钱　白术二钱土炒　当归二钱酒洗
　　五味子一钱　白芍二钱酒洗　半夏一钱制
　　茯苓二钱　橘红二片　麦冬四钱去心
　　川贝母二钱去心　桔梗一钱　炙甘草一钱
　　引用煨姜二片红枣二枚，去核，早晚服落渣

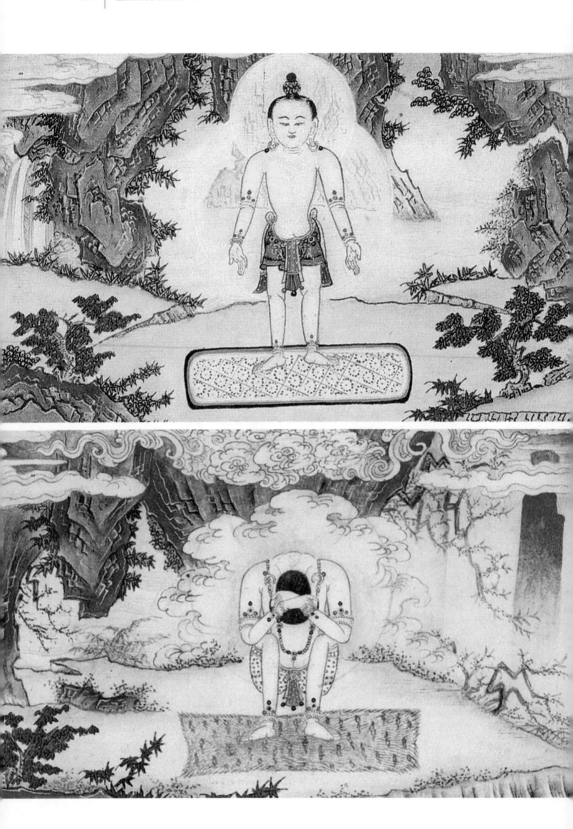

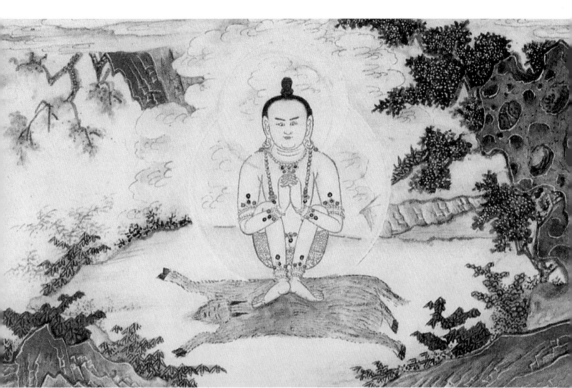

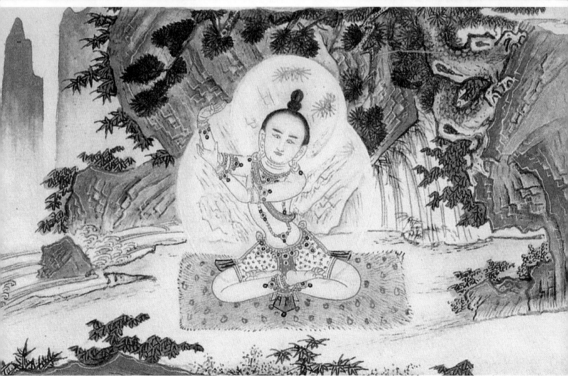

故宫博物院所藏之藏传佛教瑜伽修行图书《究竟定》（原书无书名）选页，
系清帝御用，海内外孤本

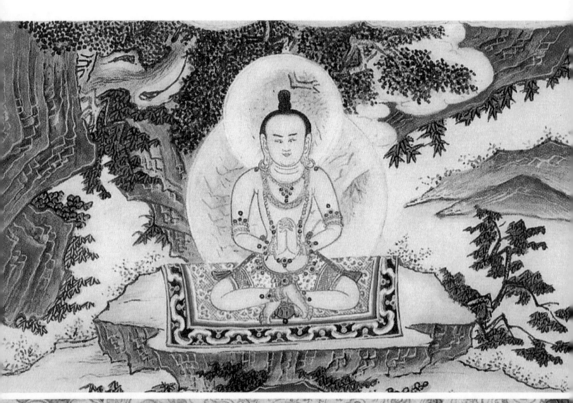

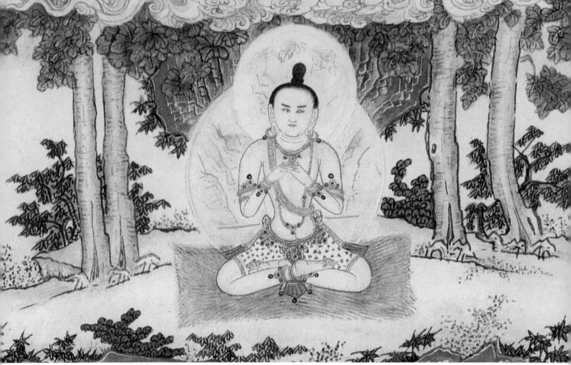

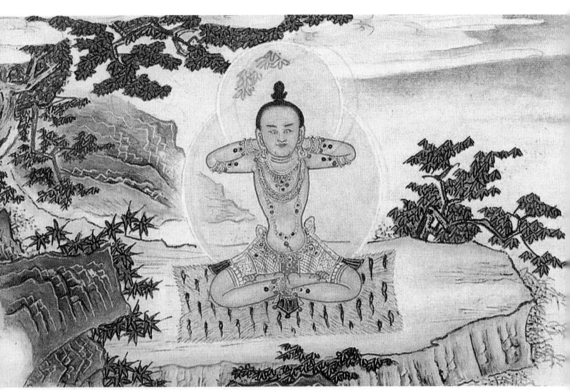

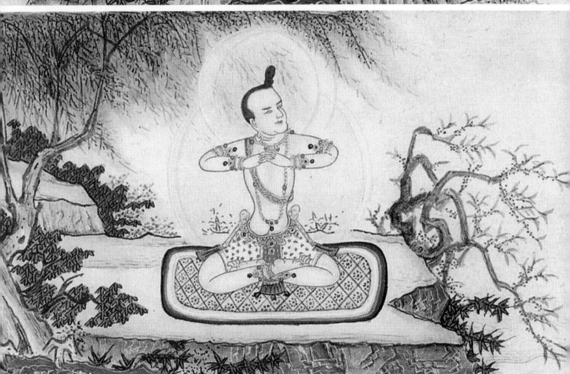

《究竟定》内页所绘之异域瑜伽师形象，作各种修习姿态，
图文并茂，以资修养